노현배 전통한침

노현배

전통한침연구회

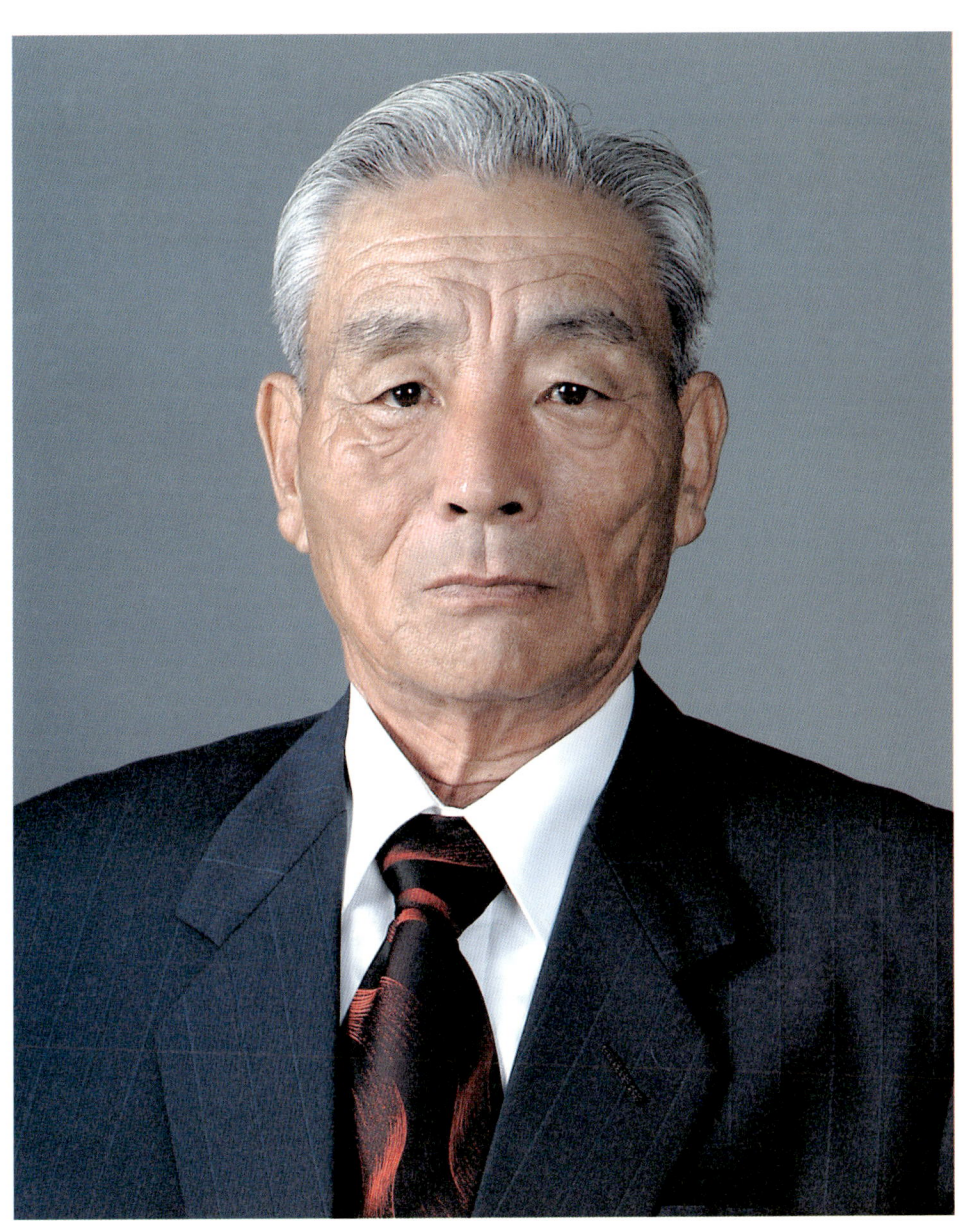

노 현 배 선생님

'치유의 기쁨이 모두에게'

어릴 적에 할머니께서 자주 속병을 하셔서 늘 고생이셨다. 나는 '어떻게 하면 할머니의 속병을 치료해 줄 수 있을까?' 하는 생각을 늘 했습니다.

그러든 중에 할머니께서 돌아가셨습니다.

6·25 사변이 일어나고, 겨울에 일사후퇴를 겪고난 후, 그 이듬해 4월에 어머니가 몹시 편찮으셔서 모두 죽는다는 말을 하였습니다.

어머니는 신장병을 가지고 계셨습니다. 많이 부은 몸으로 누울 수도 없어서 앉으셔서 지내셨습니다. 숨이 차고 눈이 부어서 볼 수도 없으셨습니다.

음력 11월이었는데, 한방과 한침을 경영하신 증조부께서 "더덕, 천궁, 호박, 꿀을 달여 먹여보라." 해서 시키시는 데로 하여 드렸더니 어머니께서 완치되었습니다.

인·사·말

그 후로 증조부님의 권유를 받고 침과 약을 배우게 되었습니다.

6·25 사변이 일어난 후, 친구들은 사범학교에 다녔는데 저는 집의 형편이 여의치 않아 침과 약을 열심히 배웠습니다.

'훗 날 너희가 아프면 내가 너희의 병을 고쳐 주겠노라!'고 마음 깊이 다짐하였습니다. 침의 일인자가 되기 위해 열심히 독학으로 공부하였습니다.

70년대 쯤, 산아제한이 있었습니다. 그때는 병원에 가서 애를 지우는(유산) 경우가 별로 없었습니다. 가난하고, 돈이 없었기 때문에 민간요법으로 애를 지웠는데, 잘못하여 목숨이 위태로운 적도 종종 있었습니다. 그때 나는 침으로 유산을 시켰습니다.

정말 이 일은 하고 싶지 않았지만, 어쩔 수 없는 상황이었습니다.

애를 가지면 안 되는 처지인데도 임신이 된 경우가 많았습니다. 부인이 바람을 피워 임신한 경우, 처녀가 임신을 하였는데 남자가 가족인 경우, 남편이 몇 년 만에 외국에서 돌아오는데 임신이 되어 있었을 경우, 어쩔 수 없이 이 일을 하여야 했습니다.

이 일로 인하여 옥고도 많이 치렀습니다.

판사가 '정말 침으로 유산을 시킬 수 있느냐?'고 재판 중에 물어본 적도 있었으며 그 '판사'를 치료해 준 적도 있었습니다.

내가 젊었을 때, 작은 장화를 신고 푹푹 빠지는 논에서 무리하게 일을 많이 하였습니다. 그 후로 다리가 아프더니 발가락이 아파서 잠을 잘 수가 없었습니다. 그래서 병원에 갔었는데, 작은 병원에서는 병의 원인을 찾을 수 없어서 대구에 있는 종합병원에 갔었습니다. 그곳에서 온갖 검사를 다 하였습니다. 검사결과는 '버거씨병' 이었습니다.

그 시절엔 '버거씨병' 이라는 병명조차 들어보지도 못했고, 아주 희귀한 병이었습니다. 병원에서의 치료는 링거주사와 알약과 진통제만 줄뿐이었습니다. 하지만, 그것만으로는 통증이 심해 견딜 수가 없었습니다. 발가락은 자꾸 썩어들어 가고 진통제는 효과가 없었습니다.

병원에서의 치료 방법은 '발을 절단' 하는 방법뿐이라고 하였습니다. 하늘이 무너지는 것 같았고 마음도 착잡하였습니다.

나는 곰곰이 생각하여 결단을 내렸습니다.

"어차피 치료방법이 없다면 침으로 해보자!"

퇴원하여 집에서 치료하는 동안, 매일 통증이 올 때마다 혈침을 놓았습니다. 그렇게 하여 '버거씨병' 을 완치하여 병원에 갔었습니다.

진찰결과는 놀랍게도 '완치' 라 하였습니다.

앞으로 담배를 피우면 다리를 절단하게 될 테니 절대 담배를 피우면 안된다는 말을 하였지만, 오랜 습관이 되어 버린 지금까

인·사·말

지, 저는 담배를 피우고 있습니다.

그런 것 보면 담배가 원인이 아닌 것 같았습니다. 피의 순환이 되질 못해 살이 썩고 뼈가 썩어들어가는 것이라 생각됩니다.

무면허로 여러 번의 옥고를 치른 후, 다시는 하지 않겠다고 다짐을 하였습니다. 그렇지만, 환자들이 찾아와서 고통을 호소하였습니다.

나에게 오는 대부분의 환자는 병원에 다니다가 치료가 되지 않아서 오는 '중병'의 환자들이었습니다. 이런 딱한 처지를 나 몰라라 할 수 없어서 다시 침을 들었습니다. 그러던 중 '향토명의'라는 책에 소개되었습니다. 강의를 해 달라는 부탁을 받고 나의 제자들과 새로운 인연을 맺게 되었습니다.

제자들과 주변 분들이 '이런 의술을 사장시키는 것은 아까운 일이며, 계승발전시켜서 고통받는 환자들에게 조금이나마 도움이 되어야 한다'고 하여 이 책을 출판하게 되었습니다.

예전에 간질병을 앓았던 경찰서장이 있었습니다. 한침으로 병을 완치시켜주었는데도 '무면허'라는 이유로 수 없이 구속을 당하였습니다. 경찰서장인 그도 안타까운 일이었지만, 다른 사람이 고발을 하면 법을 지킬 수밖에 없는 자기 처지 때문에 참으로 미안해 했습니다.

그리고 '산파 노릇'도 많이 하였습니다.

내 손에서 세상 밖으로 내보낸 아이들이 많았습니다. 그중에 지금도 생각나는 몇몇 아이가 있습니다. 한번은 배속에 아이가 나올 때가 다 되었는데도 나오질 않았습니다. 산모는 진통 때문에 인사불성이었습니다.

진맥을 하고 자세히 관찰해보니, 아이가 자기 탯줄을 주먹으로 잡고 있었습니다. 요즘 세월이야 제왕 절개를 하면 힘들 것도 어려울 것도 없지만, 그 시절만 해도 병원도 귀했고, 형편이 어려워서 병원에 갈 처지도 못되었습니다. 당장 산모는 위급하고, 지금 손을 쓰지 않으면 태아도 산모도 잘못되면 큰일 날 상황이었습니다.

그래서 산모에게 말했습니다. "나만 믿으시오! 내가 침을 놓으면 아기가 나올 텐데, 나오면 손등에 빨갛게 침자국이 있을 거라" 했습니다. 그리고 손으로 산모 배를 만져서 아기 손등을 찾아 침을 살짝 찌르니 태아가 놀라 잡고 있든 탯줄을 놓아 아기가 세상 밖으로 나왔습니다. 산모가 아기를 보니 '정말로 애 손등에 침자국이 있다' 면서 놀라워했습니다.

"그 애가 자라서 좋은 부모가 되어 있을 것이라 믿습니다."

지금도 법이 허용만 한다면, 아직 수술을 하지 않은 환자(관절염, 디스크 등)에게 많은 치료의 기회가 주어질 것이라 생각합니다. 나의 자신감도 '무면허' 라는 이유로 이웃사람조차 돌봐줄 수도 없는 것이 지금 처지입니다.

때로는 '제 2의 허준' 이라는 말도 듣고 '침에 도사' 라는 말

인·사·말

도 많이 들었습니다. 이 고장 사람은 내 이름은 몰라도 '노 약국'으로 통합니다. 심지어 청첩장에도 '노 약국'이라 해도 서신이 옵니다. 수 없이 많은 환자를 고쳐 주었으나, 현실은 자격증이라는 제도의 틀에 막혀, 인정을 받지 못하고 있어 답답하기가 이를 때 없습니다.

치질이나 자궁이 빠져 나와 있는 것을 염불이나 하는데, 이런 것도 수술하지 않고 2-3회에 침을 놓으면 완치될수 있습니다. 그러나 법이 허용치 못하여 안타까울 뿐입니다. 지금도 '간질병'이나 '정신병'을 앓고 있는 어린아이의 부모들을 보면 마음이 많이 아픕니다. 치료를 받으면 완쾌 될 수 있는데, 해줄 수 없는 현실이 내 자신을 더욱 힘들게 합니다.

'우울증'이나 '정신병', '중풍' 등의 중병을 앓고 있는 환자들과 가족들은 지금도 병을 고치려고 이곳 저곳을 찾아 다니고 있습니다. 그런데 치료시기를 놓쳐서 치료가 불가능한 것을 볼 때마다 마음이 착잡하다.

나의 '침'과 '한약 처방'은 어떤 의서에서도 찾아볼 수가 없습니다. 왜냐하면 나는 책을 보고 공부한 것이 아니라, 오랜 경험에서 이루어 낸 것이며, 침 자리도 일반 경혈 자리와 사뭇 다른 곳이 많습니다.

저술한 '전통한침'은 환자들에게 적용하여 '효과를 본 것만'을 가지고 저술하였기 때문에 이 책을 참고로 침을 놓는다면 많은 효과를 알 수 있을 것입니다. 책을 만들면서 침의 자리가 일반 혈과 달라, 그 부위를 글로 설명하기가 많이 힘들었습니다. 그 점 양해하여 주시고 정확한 '혈자리'를 찾으면 더욱 좋겠지만, 꼭 그 자리가 아니더라도 효과는 있으니 혈자리에 너무 연연해하지 마시기를 바랍니다.

끝으로 침으로 병을 고칠 수 있는 환자가 많으나, 고쳐 줄 수 없는 처지가 되어서 나의 한을 조금이라도 풀어 볼까하여 이 책을 저술하게 되었으며, 이 책을 만드느라 노고를 아끼지 않은 제자들에게 먼저 고맙고, 고맙다는 말씀을 전하고 싶습니다.

제자들이 이 책을 통하여, 지금도 고통 받고 있는 환자들에게 보탬이 되고, 완치가 되어서 병에서 치유되는 기쁨을 맛볼 수 있기를 소원합니다.

감사합니다.

2006년 초가을 즈음에

노현배 올림

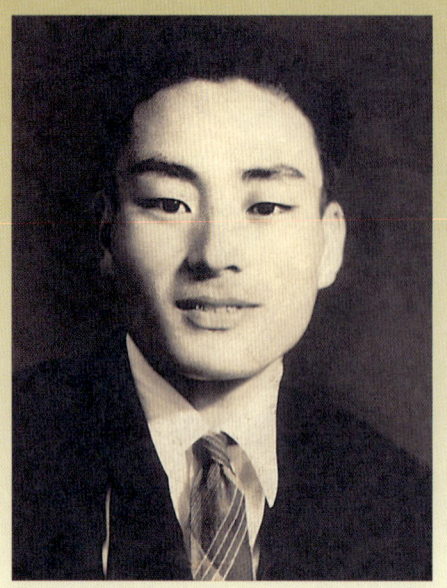
◐ 스무살 직후

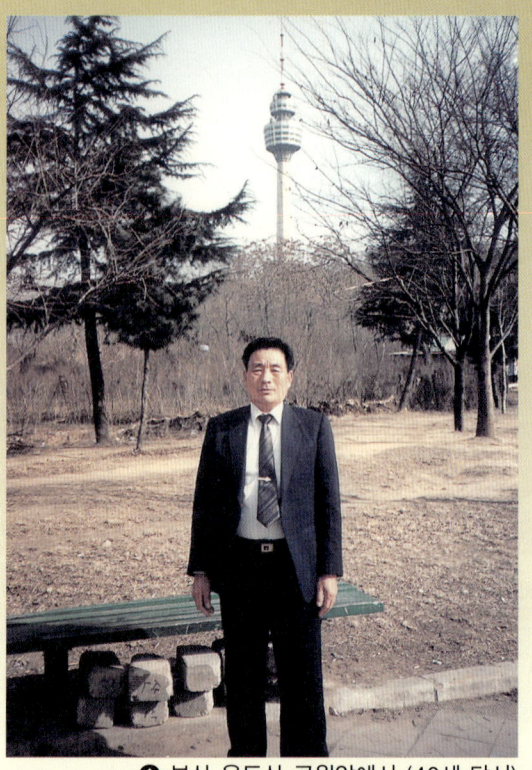
◐ 부산 용두산 공원앞에서 (40세 당시)

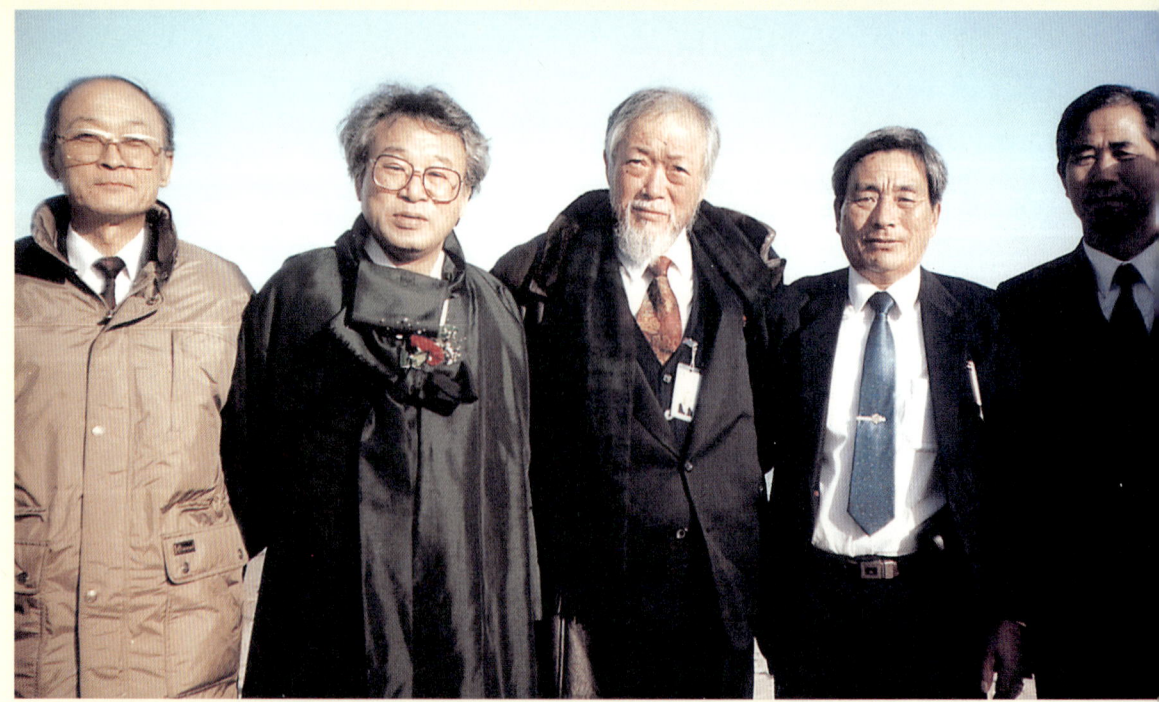
◐ 김영삼대통령 재직당시 '한국동양침구학술연구학회' 포항 세미나 참석 (가운데_이병국 대한민국총회장, 우_ 노현배 경상북도 이사장

사모님과 함께 ➡

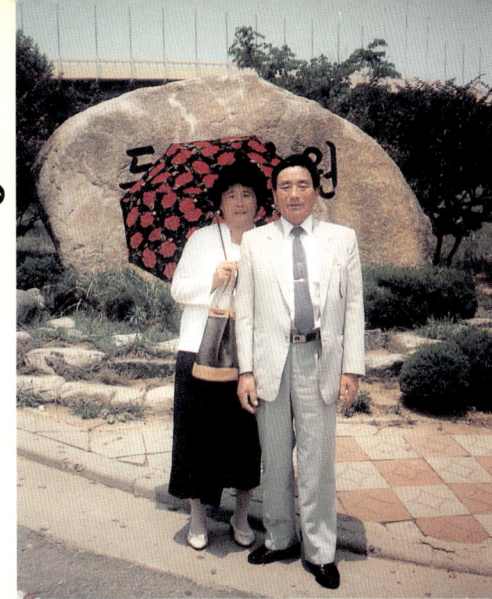

⬇ 환갑기념사진

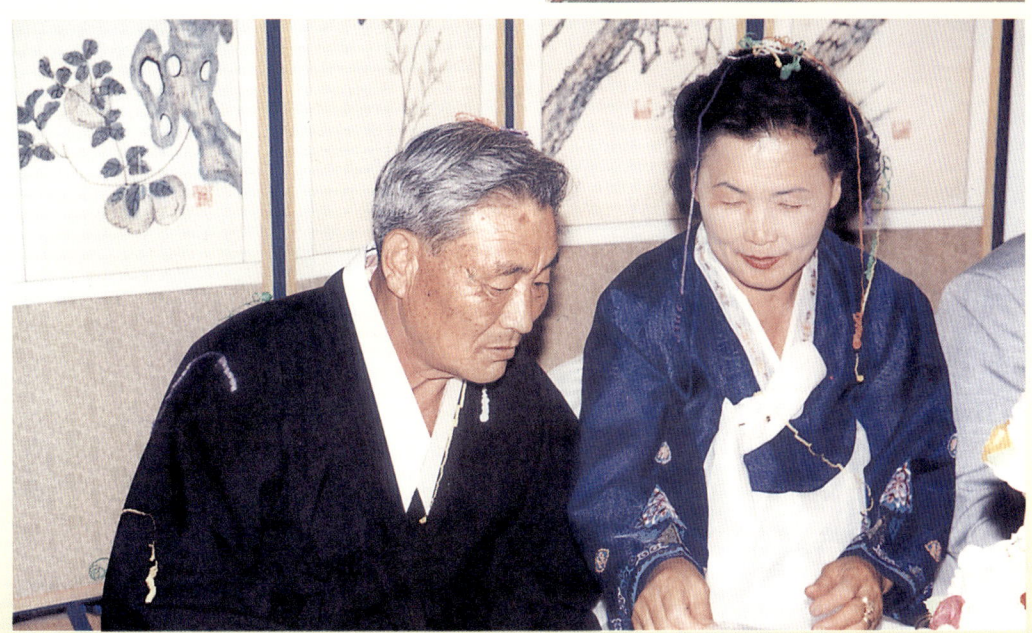

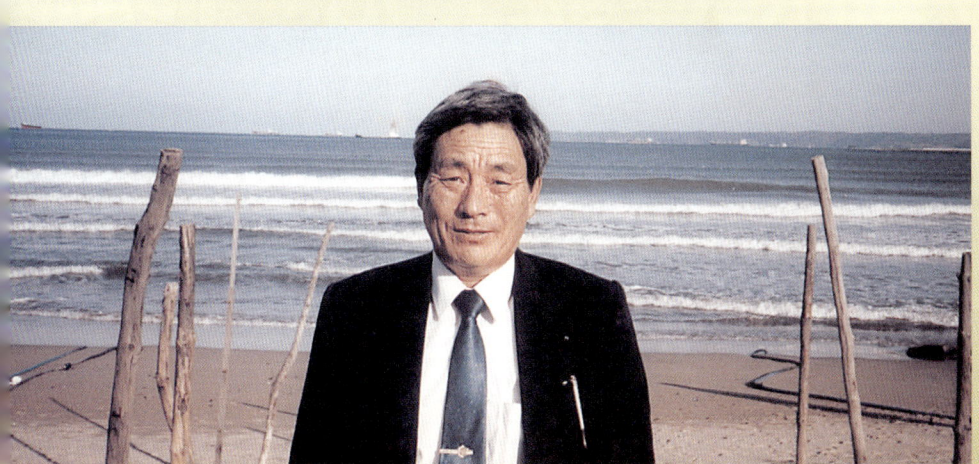

➡ 포항 세미나 참석후 바닷가에서

격려의 글

'최고의 인연'

정 인 용 _ 경북 영주시 가흥1동

우선 '노현배' 선생님께서 책을 발행하는데 조금이나마 도움을 드릴 수 있어 깊은 영광으로 생각합니다.

저는 어렸을 적부터 유난히도 눈이 좋지 못하고 몸도 약했습니다. 제 기억의 끄트머리를 더듬어보면 유치원도 다니기 전인 여섯 살 무렵부터 조금씩 눈에 문제가 생기기 시작 했던 것 같습니다. 한번은 눈이 심하게 충혈 되어 늦게까지 일을 하시다 돌아오신 부모님께서 깜짝 놀라신 적도 있었습니다.

그때 당시에는 경북 영주 부석면에서 변변한 병원도 없었을 뿐만 아니라, 부석면 통틀어서 약국도 한 두 개가 고작 이었습니다. 그렇게 안약을 처음 사용하게 되었는데 수년간 사용하였습니다. 제 기억이 맞는다면 아마 3, 4년은 쓴 것 같습니다. 그 약을 한 방울만 넣으면 희한하게 눈이 씻은 듯이 나았기 때문입니다. 그러다가 집안 살림이 조금 나아지고 언제까지 시골 귀퉁이에서 아이들을 키울 수 없다는 생각에 부모님께서 이사를 결정하시고 전학을 가게 되었습니다.

격려의 글

그때가 초등학교 3학년 무렵이었는데 지금도 기억납니다. 시골에서 전학 온 아이인 내가 '기죽을까봐' 그리 넉넉하지 못한 살림살이였음에도 불구하고 항상 용돈도 많이 쥐어주시고, 옷도 비싸고 좋은 옷만 입혀주셨습니다.

그래서 부모님의 기대에 부응하기 위해 공부도 열심히 했습니다. 그때 당시에는 정말 10살짜리 꼬마아이가 견디기 피곤할 정도로 학교와 학원을 걸어서 오가며 공부를 했습니다. 그러다가 1학기가 끝나고 눈이 많이 나빠져서 안경을 써야겠다는 생각이 들었습니다. 하지만 안경이 너무 불편해서 지속적으로 착용을 하지 않다가보니 눈이 좋지 못한 채로 점점 시간이 흘렀습니다. 시력은 나빠지고 다시 안과를 가야만 하는 지경에 이르렀습니다.

그러다가 눈이 충혈 되는 빈도도 점점 높아지기 시작했습니다. 매일매일 안과에 가기 일쑤였고 결석도 잦아지고 학교를 가더라도 조퇴하고 안과에 가는 일이 자주 생겼습니다. 당시에는 영주시내라고 해도 안과가 두세 군데 밖에 없었습니다. 시내에서 그나마 조금 큰 안과를 정말 수도 없이 많이 다녔습니다. 하지만 안과에 가면 그냥 눈을 식염수로 한번 헹구고 안약 두 세 방울 정도 넣는 것이 끝이었습니다. 지금 생각해보면 병명도 모르고 미련하게 계속 다녔던 것이 너무 후회됩니다.

더 이상은 안 되겠다 싶어 다른 안과를 찾아보았습니다. 당시 ○○○이비인후과, 안과라는 곳이 새로 생겨 그곳에서 진료를 받

격려의 글

았는데, 이분은 특이한 경우같이 보인다고 큰 병원에 가보라고 하시며 소견서를 써주셨습니다. 그 길로 서울로 기차를 타고 아버지와 함께 ○○○의료원을 다니기 시작했습니다. 그런데 제 기대와는 너무 다르게 너무 대충대충 진료를 보았던 것 같습니다.

프릭텐성(?)결막염이라는 병명을 진단 받았는데 꾸준히 치료를 해도 나아질 기미가 보이지 않아서 다른 안과를 가봐야겠다는 생각을 하고 있을 시점에 서울에 ○○안과가 그렇게 좋다는 소문을 듣고 ○○병원 ○○안과를 찾아갔습니다. 거기서는 그냥 형식적인 진료만 보고 안경을 맞추라는 말 밖에는 하지 않았습니다.

하지만 난시가 너무 심해 안경을 맞추는 것도 여의치 않고 몇 번 더 갔지만, 아무런 진전이 없자 다시 영주로 돌아와서 새로 생긴 ○○안과로 갔습니다. 거기선 끈적끈적한 안약을 주었습니다. 그 안약은 처음엔 무언가 효과가 있는 것 같아 보이고 다른 안과의 처방과는 다른 것 같다는 생각에 그냥 또 몇 달을 다녔습니다. 하지만 그 뿐이었지 별로 성과가 없었습니다. 그러다가 시내에서 가장 큰 약국인 ○○○약국에 찾아가서 눈이 매우 안 좋다고 설명을 하니 체질 개선을 해야겠다고 약을 처방해줬습니다.

당시 30만원을 들여 사먹은 약은 냄새도 심하고 번거롭기까지 해서 고통 그 자체였습니다. 하지만 이것으로도 별 효과를 보지 못했었습니다. 시간은 흘렀고 시력도 나빠지고 안과 다니는 것도 지쳐갈 때쯤 외갓집에 놀러갔었습니다. 거기서 작은 외삼촌의 아들인 외사촌 형이 어렸을 때 뇌에 손상이 가서 소아마비 같은 정신질환을 앓고 있었는데 거기서 노선생님의 이야기를 처음 접했습니다. 그 사촌형 같은 경우엔 너무 늦어서 고칠 확률이 낮다고 말씀하셨습니다.

'돌팔이 의사' 같은 이상한 얘기 같아 보여서 그리 내키진 않았지만, 걷지 못하던 사람이 걸어서 나가고 아무리 고치기 힘들 병이라도 고친다고 정말 말도 안 되는 말로 외가 친척 분들이 가보라고 말씀하시는 통에 아버지도 희망을 걸어보자고 하셔서 밑져야 본전이라는 심산으로 그렇게 가게 되었습니다.

그렇게 찾고 찾아가니 무슨 작은 동네 의원도 아니고 그냥 가정 집이었습니다. 눈빛도 강하고 단단해 보이시는 분이 계시더군요. 한 20분간 맥을 짚으시고는 '꿈을 자주 꾸냐?'고 물어보셨습니다. 신통하게도 저는 상상력이 기발해서 어렸을 적부터 항상 아침에 일어나서 어머니께 기발한 꿈 얘기하는 것으로 하루를 시작하는 것이 보통이었습니다.

그리고 선생님께서 "자다가 벌떡 벌떡 일어나지 않느냐?"고 물어보셨습니다. 정말 신기하게도 저는 자다가 두세 번은 벌떡 일어나는 이상한 버릇이 있었습니다. 부모님도 대수롭게 여기지 않던 제 잠버릇을 노선생님께서 맥 한번 짚어보시고는 아셨습니다. 그리고는 "홍역을 앓은 적이 있냐?"고 물으셨습니다. 그래

격려의 글

서 어렸을 때 앓은 적이 있다고 아버지께서 말씀하셨습니다.

그 때 생긴 열이 다 없어지지 않고 남아 있어서 열을 다스려 줘야 하고 빼내줘야 한다고 노선생님께서 말씀하셨습니다. 이대로 두면 실명하게 될지도 모른다고 차근차근 설명해주시며 코침을 맞아야 한다고 하셨습니다. 넥타이를 가져오시더니 제 목을 조르고 길이가 대략 한 뼘쯤 되는 장침을 코에 놓으셨습니다.

울지 말라고 하셨지만, 정말 많이 울었던 기억이 납니다. 아픈 것보다는 무서워서 펑펑 울었습니다. 눈물도 많이 흘렸고, 피도 많이 흘렸습니다. 아버지 말로는 '소주잔으로 한잔 정도는 흘렸다'고 하셨습니다.

하지만. 내가 우는 바람에 정확히 침이 들어 가야하는 자리에 들어가지 못했다고 다음에 또 맞아야 한다고 말씀하셨습니다. 하늘이 무너지는 줄 알았습니다. 그리고는 사향이라는 사슴에서 채취한 약을 먹어야 한다고 하셨습니다. 코침도 무서웠지만 그 약은 정말 끔찍했습니다. 화장품 냄새가 나고 정말 먹기엔 역겨운 빨간색 가루약이었습니다.

하지만, "열을 다스리고 병을 낮게 하려면, 꼭 먹어야 한다"고 하셨기에 꾹 참고 먹었습니다. 침을 맞은 후, 약 한 두 달간 그 약을 먹었습니다. 자다가 깨어나는 빈도도 점점 줄어들고 눈도 좋아지는 기분이었습니다. 그리고 코침을 또 맞았습니다. 정말 무섭고 겁났지만 또 맞기 싫어서 꾹 참고 맞았습니다. 이

번엔 잘 참아서 다행이었습니다. '이번에도 또 울면 또 맞아야 하니까' 그게 일단 너무 다행이었습니다. 그리고 또 희한한 처방을 해주셨는데 "소변으로 눈을 씻으라"는 말씀을 하셨습니다. 어이가 없었습니다. '어떻게 더러운 소변으로 눈을 씻을 수 있냐'고 생각했는데, "절대로 더러운 것이 아니라"고 말씀해주셨습니다

어느 정도 수긍이 갔고, 선생님 말씀을 잘 따라야 나을 수 있다는 말씀만 듣고 그냥 선생님이 시키신 대로만 열심히 했습니다. 그리고 거짓말처럼 점점 좋아지기 시작했습니다. 눈이 충혈되는 일도 없어지고 시력도 많이 좋아지지는 않았지만, 그 전보다는 확실히 좋아졌습니다. 그리고 "마지막으로 몇 년 있다가 공부를 많이 하게 되고 머리가 지끈지끈하고 한 대 맞은 것처럼 띵할 때가 있을 거라"고 하셨습니다. "그때 먹어야 할 약도 있다"고 일러주셨습니다. 그 역시 몇 년 후 적중했고 약을 먹으니 좋아졌습니다.

노현배 선생님은 제 인생에 있어서 정말 빼 놓을 수 없는 최고의 인연이 아닐까? 생각되는 분이십니다.

많은 분들이 만드시는 책을 보시고 많은 도움이 되시길 빌며, 선생님께 다시 한 번 고개 숙여 감사합니다!

오래오래 건강하십시오.

격려의 글

'진정한 의술을 베푸는 분'

김 성 기 _ 1975년 2월 27일(음력)

저의 태생에 관한 얘기를 적어보렵니다. 예전에는 모두 다 어려웠고 힘든 시기였습니다. 저의 가정 또한 넉넉하지 못한 형편에 모친께서는 많이 먹지도 못하고 편히 쉬지도 못하고 일터에 나가셨던 것 같습니다.

어머니께서는 저를 힘겹게 고생하시며 세상 밖으로 내 보냈습니다. 그런데 저는 숨을 쉬지 않았다고 합니다. 현재 아버지와 호형호제 하면서 지내시는 노현배님께서 그 당시 많은 도움을 주셨다고 합니다. 이분은 '민간한의학 의술'을 가지고 계시며 저의 가정 및 주위 모든 분들에게 '많은 도움'을 주시고 계셨답니다.

책을 내신다는 예기를 듣고 조금이나마 도움이 될까 해서 몇 자 적어 보았습니다. 이런 분의 의술이 세상에 전해져서 병마로 고통 받고 있는 사람들에게 도움이 되었으면 합니다.

이분이야 말로 진정한 의술을 베푸시는 분이라 할 수 있습니다. 부디 이 책이 나와서 많은 사람들이 도움을 받았으면 합니다.

저는 현재 그 당시의 도움으로 한 가정을 이루고 행복하게 잘 살고 있습니다.

가끔씩 애들에게 아빠의 어린 시절 얘기를 하곤 합니다.

감사합니다.

격려의 글

'침의 마술사'

최 수 인 _ 경북 고령군, 읍 연조 3리

위 본인은 73세 된 사람으로 노선생의 이웃에 살면서 당시 '동장' 일을 하고 있었다. 그는 침의 마술사다. 본인이 동네일을 보면서 접해본 그의 침술은 정말 대단했다.

등에 업힌채 굴신도 못하든 환자가 금방 자기 발로 걸어 나오는가 하면, 죽어가는 사람도 살려내며, 중풍으로 입 돌아가고 팔 돌아가며 다리가 힘없이 절고 다니는 사람도 노선생의 침을 맞으면 정상으로 돌아왔다.

한마디로 다방면의 환자들이 그의 손만 그치면 쾌유 하곤 했다. 본인 역시 만성요통으로 오랜 세월을 고생하든 중 그의 침 하나로 거뜬히 나아 지금까지 제발 없이 잘 지내고 있다.

그는 첨단 현대 의학이 할 수 없는 것들을 침통하나로 거뜬히 해결 한다. 그런데도 옆에서 못된 사람들이 무면허라고 고발하여 옥고를 치루고 돈을 갈취하고 이런 고통의 나날을 보내는 것을 옆에서 보아오면서 마음이 너무 아팠다. 하지만 옆에서 어떻게 도움을 줄 수 없는 나의 마음 또한 편치 못했다.

격려의 글

　이번에 그의 비기가 후학들에 의해 책으로 나온다니 사뭇 흥분된 마음으로 기다려진다. 빨리 책이 나와서 그간의 고통에 십분의 일이라도 마음의 상처가 위로가 되었으면 하는 바람이다.

　또한 고통 받는 많은 사람들의 광명이 될 것으로 믿는다.

격려의 글

'노약국 선생님'

전 석 윤 _ 합천군 쌍책면 월곡리

본인은 합천군에 사는 사람입니다. 저는 몸이 안 아픈 곳이 없는 사람입니다. 좋다는 약과 병원을 다 다녀도 제 병을 고치는 사람이 없어서 그냥 참고 살다가 이웃사람의 얘기를 듣고 선생님께 찾아가 침을 맞았습니다.

저는 '심장병'과 '척추디스크'로 오랫동안 고생을 했습니다.

'노약국 선생님' 소문을 듣고 선생님께서 저를 진맥하더니 내가 말을 하지 않아도 척척 박사였습니다. 제 몸에 들어가 보지 않고서 어떻게 제 심정을 잘 아시는지 정말 놀랬습니다.

대도시의 큰 병원과 유명한 병원에서도 고치지 못한 병을 처방과 침을 맞고 완전히 완치 되었습니다. 한때는 다리가 너무 아프고 허리가 너무 아파 죽고 싶은 심정이었지만, '노약국 선생님'을 만나 이제는 이렇게 잘 살고 있습니다.

저는 글을 몰라 초등학교 애한테 시켜 이렇게 글을 써 보냅니다. 선생님은 정말 '대단한 사람'이고 그분의 의술은 정말 어디 가든지 저는 자랑하고 다닙니다.

격려의 글

    선생님 같은 분들이 많이 생겨서 우리 같이 돈 없고 불쌍한 아픈 사람을 낫게 해주면 참 좋겠습니다.

    선생님 건강하시고 오래오래 사십시오.

    그리고 감사합니다.

격려의 글

'11년의 고통에서 벗어나다!'

노병근 _ ○○군 ○○리

제 딸이 3살 때(1992년)무릎 밑에 동전크기 만한 버짐이 생겼습니다. 어른들의 말씀으로 '소버짐'이라고 해서 '강가에 있는 버들가지 나무 훈기를 쐬면 낫는다' 하여 해보았으나 소용이 없었습니다. 병원에 가보니 '아토피성 피부염'이라 하여 소문난 피부과 마다 찾아다니며 진료를 받았으나, 그때 뿐 이었고 다시 재발하였습니다. 용하다고 소문난 곳의 병원을 다녀 봐도 별 차도가 없어서 민간요법이 효과가 있다고 하여 좋다는 방법들을 찾아다니며 치료해 보았지만 이것 역시 진전이 없었습니다.

그러다가 3년 전에 '노현배 선생님'을 만나 치료약과 침을 병행하면서 부터 피부가 차차 맑아지고 깨끗해지는 것이 눈에 띄게 좋아졌습니다. 11년 동안의 아픔과 고통을 생각하면 이병에 걸려보지 않은 사람과 가족들은 이해 할 수 없습니다. 배가 가려워서 참지 못하여 긁어서 피가 나고, 짓물러서 그 고통을 보고 있는 가족들의 아픔이 이루 말할수 없었습니다. 현대 의학에서 '아토피성 피부염'이라 말하는데 잘 치료되지 않아 많은 사람들이 고통의 나날을 보내고 있습니다. 참으로 선생님을

격려의 글

만난 것이 우리 가족에게는 행운이었다. 이제는 가렵지도 않고 피부색이 돌아오는 것을 보면서, 선생님께 진심으로 감사 들이고 늘 건강이 함께 하기를 기원합니다.

그리고 우리 딸와 같은 아이들이 하루빨리 고통에서 벗어났으면 하는 바램입니다.

차례

내과질환

구체증 / 32
두정통 / 35
편두통 / 37
불면증 / 39
딸꾹질 / 41
급체 / 44
매핵기 / 47
간질 / 49
과민성 대장증후군 / 54
위하수 / 57
위 기능장애 / 60
위산과다증 / 63
위 분만증 / 66

정형외과 질환

수지관절통 / 70
손목1 / 72
손목2 / 74
발목 / 76
허리디스크 / 78
허리2 / 81
허리3 / 83
천골통 / 85
좌골신경통 / 87
대퇴관절 / 91
무릎통증1 / 93
무릎통증2 / 96
무릎통증3 / 99
경추 / 101
목 디스크 / 103
항강증 / 106
견갑골통 / 110
견 통 / 112
상박신경통 / 115
팔꿈치 통증 / 118
악관절염 / 120

신경계 질환

통풍 / 124
삼차신경통1 / 126
삼차신경통2 / 128
상완신경통 / 130
늑간신경통 / 132
설인신경통 / 134
신경쇠약증 / 136
구안와사 / 139
손 저림 / 143
수전증, 요두증 / 146
치풍하초 / 149
버거씨 / 152
중풍 1 / 155
중풍 2 / 161

산부인과 질환

월경통 / 168
냉증 / 170
기능성 자궁출혈 / 172
대하 / 174
산후풍 / 176
불임증 / 179
유방통 / 181

기타 질환

입술건조증 / 184
발바닥 통증 / 186
뒤꿈치 통증 / 188
실어증 / 190
이명 / 192
눈꺼풀 처짐 / 194
뒷골 통증 / 196
장딴지 통증 / 198

내과 질환

구체증 / 32
두정통 / 35
편두통 / 37
불면증 / 39
딸꾹질 / 41
급체 / 44
매핵기 / 47
간질 / 49
과민성 대장증후군 / 54
위하수 / 57
위 기능장애 / 60
위산과다증 / 63
위 분만증 / 66

내과질환

구체증

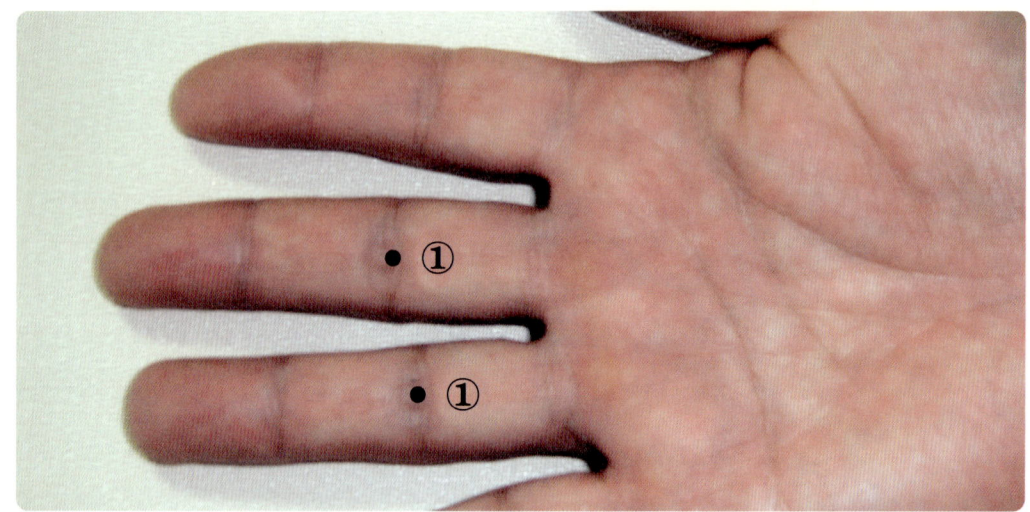

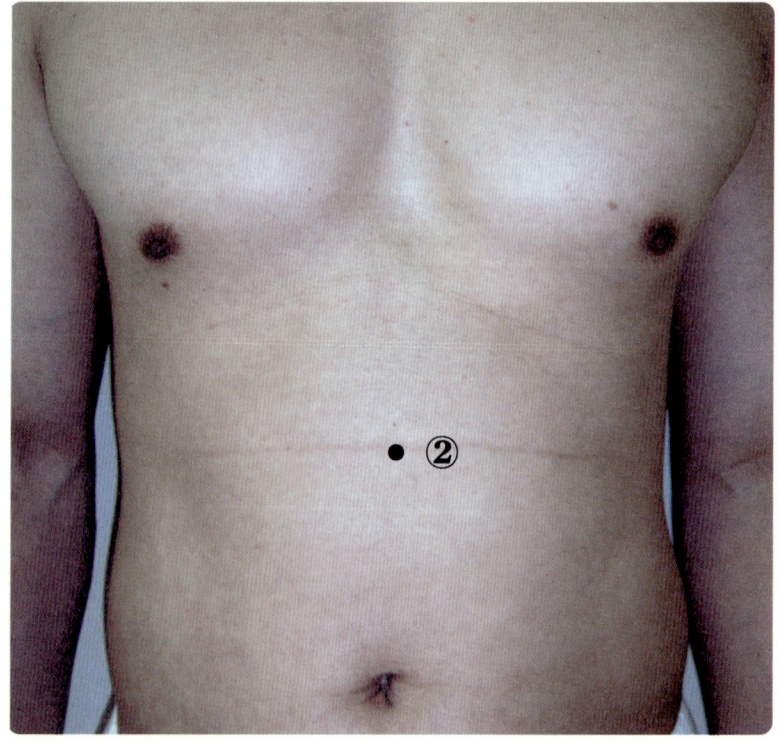

1. 증상

❖ 식후 윗배에 불쾌감이 있고 복통, 속쓰림, 헛배 부름(더부룩) 얼굴이 달아오르고 가슴이 뛰는 증상

2. 치료방법

① 사봉혈 사혈

② 중완

3. 시술방법

① 손가락 사혈시 셋째, 넷째 양손가락 가운데 부분 사봉혈 사혈.사봉혈은 깊이가 중요하므로 3~4mm정도로 사혈하여 맑은액을 충분히 짜낸다.

② 중완은 무릎을 세우고 숨은 깊이 들어 쉬지 말라 하며 명치와 배꼽의 중간지점이며 자침시 천천히 넣는다. 위벽을 통과하여 침 끝이 위벽 뒤쪽을 통과하여서는 안 된다. 이 점을 꼭 주의하여야 하며 위벽의 안 즉, 허공에 침 끝이 있어야 하다.

- 이상태에서 긁고 튕기기를 하여야 하며 감각을 정확히 익혀 자침하여야 한다. 자침 후 편안히 움직이지 말고 있어야 한다. 그렇지 않으면 배가 당길 수가 있다. 감각이 중요하므로 감각을 꼭 익힌 다음 시술하길 바란다.
- 중완 자침시 환자의 중지 길이(5~6cm)로 직자한다.

4. 참고

- 경험상 구체증이 오래되면 뼈마디가 아픈 경우도 생긴다.

두정통

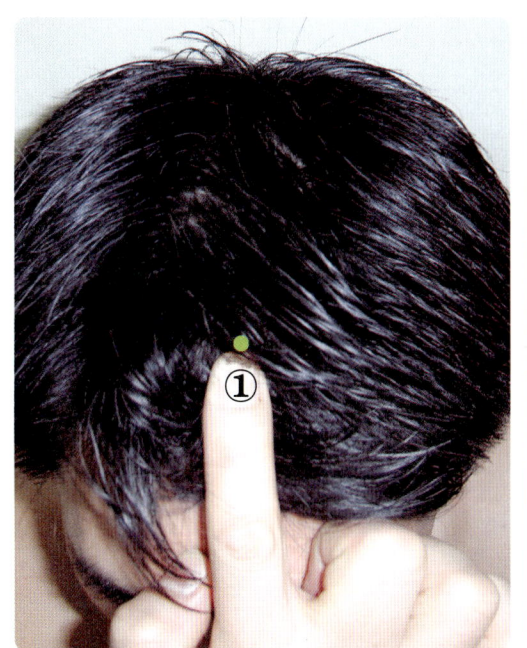
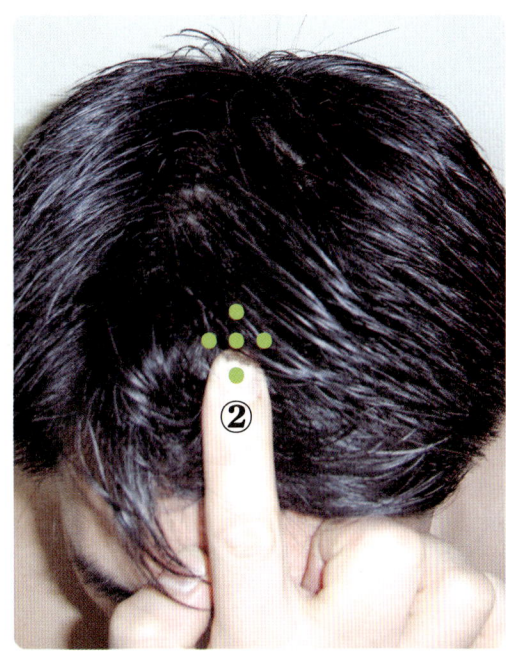
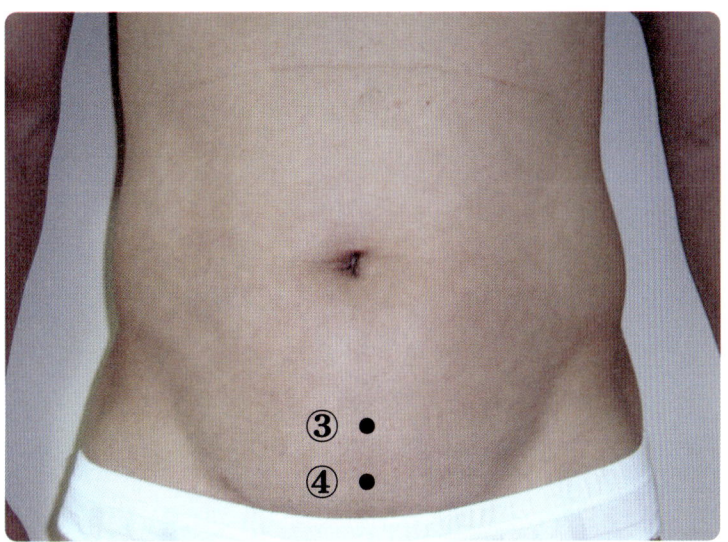

1. 증상
❖ 머리 위의 두피가 떠있는 느낌이 들면서 두통이 있고 열이 나는 경우

2. 치료방법
① 백회

② 사신총

③ 배꼽과 곡골의 1/2지점

④ ❸번과 곡골의 1/2지점

3. 시술방법
① 여기서 백회는 전발제 정중앙에서 환자 인지 두마디 길이 만큼 재어서 사혈한다.

② 백회와 사신총은 사혈한다.

③ 기타 혈은 5~6cm깊이로 자침한다.

4. 참고
- 머리가 떠서 오는 두통은 산후바람으로 오는 경우가 많다.

편두통

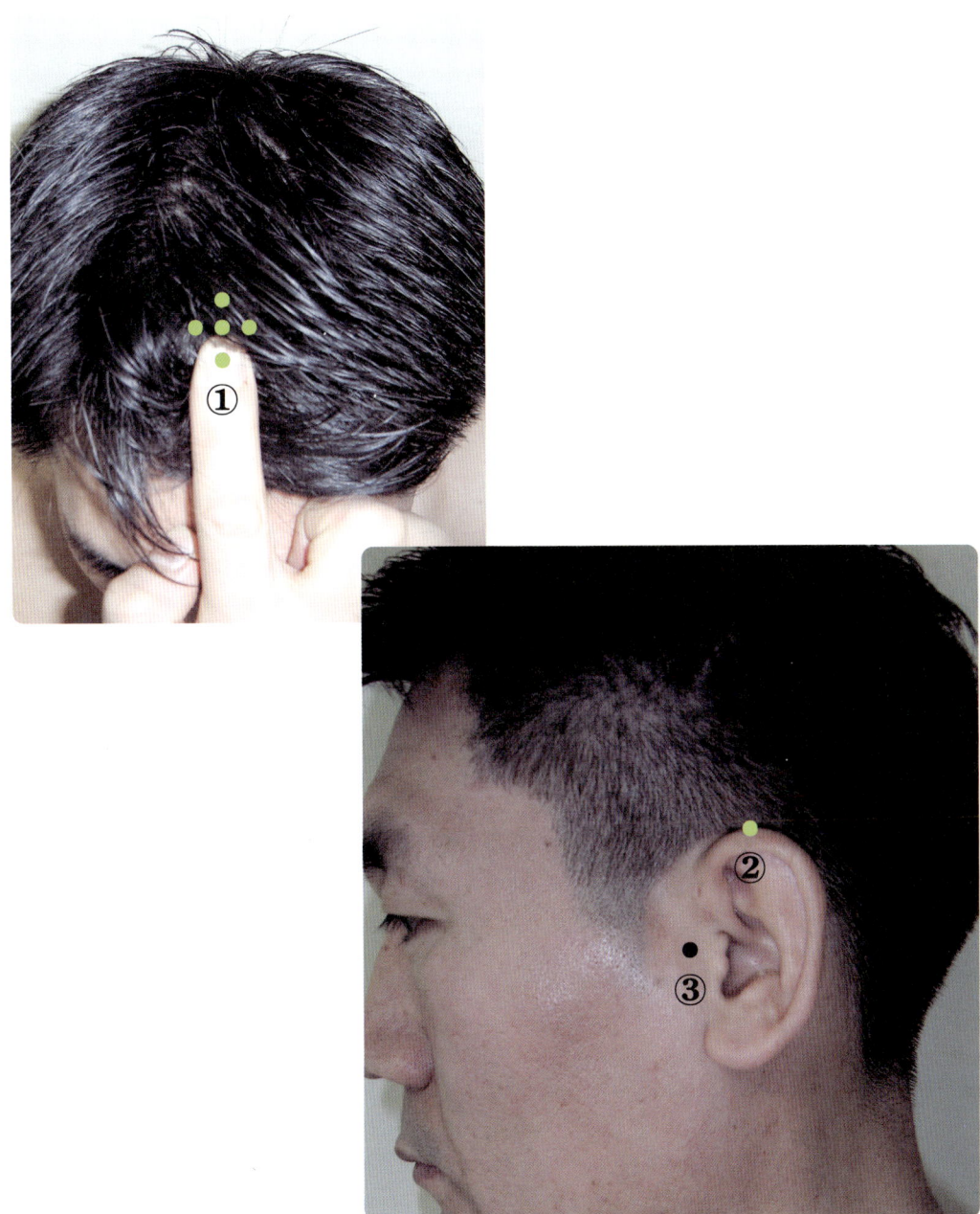

1. 증상

❖ 일반적인 두통과는 다르게 가끔씩 아무런 이상이 없다가 순간적으로 통증이 나타나는 경우

2. 치료방법

① 사신총

② 각손

③ 이문에서 상방대각선 방향 1cm 지점 함몰부위

3. 시술방법

① 사신총은 사혈한다.

② 기타 혈은 뼈가 있어 조금밖에 들어가지 않는다.

③ 침자루를 긁고 튕긴다.

4. 참고

불면증

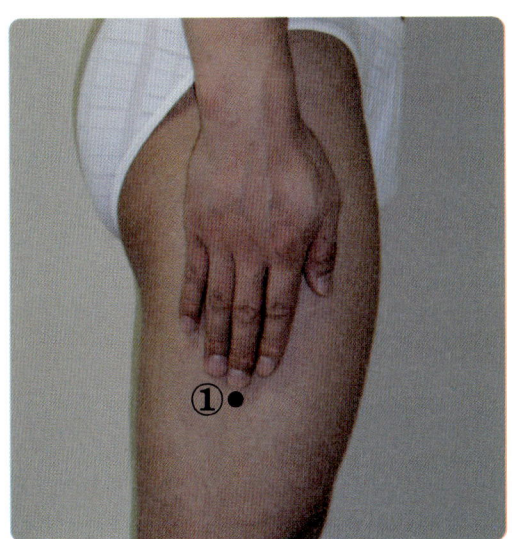
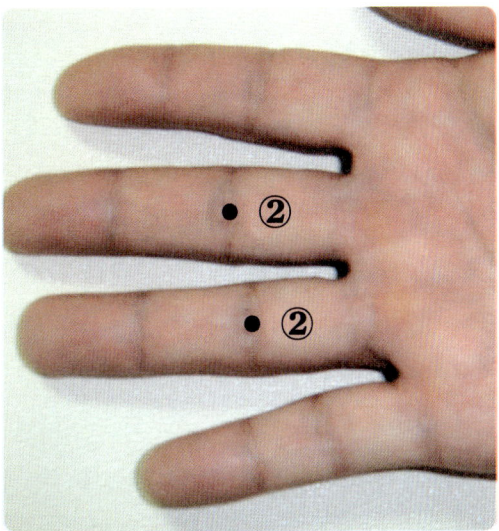
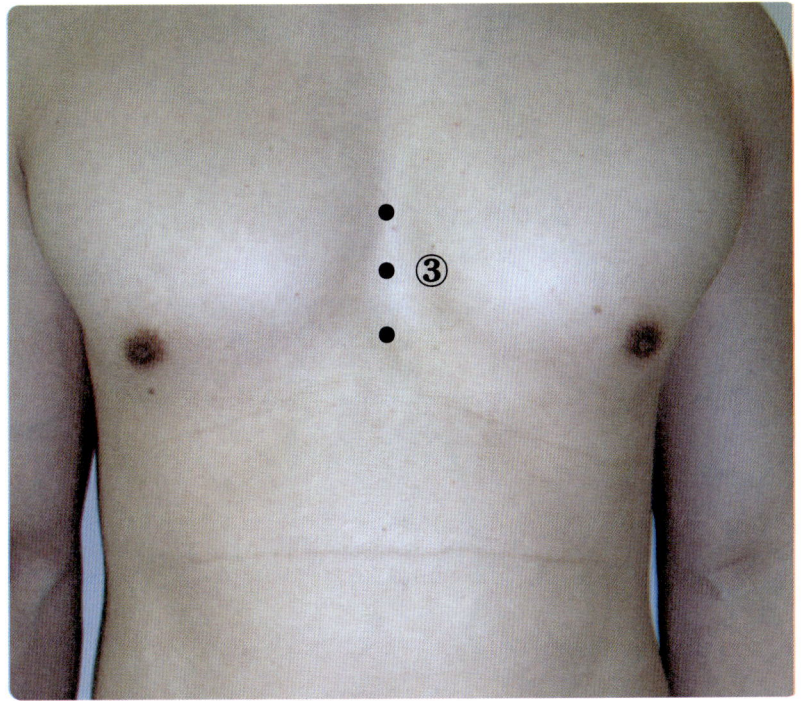

1. 증상

❖ 여러 가지 원인으로 말미암아 밤에 잠을 못 이루는 경우이다.

2. 치료방법

① 풍시

② 사봉혈 사혈

③ 단중에서 부터 위로 1cm간격으로 자침한다.

3. 시술방법

① 풍시 혈은 좌우에 자침하여 양쪽이 비슷할 때까지 비교 염전한다.

② 단중은 가슴이 울리도록 긁고 튕긴다.

4. 참고

- 불면증의 원인을 정확히 찾아 시술해야 한다. 맥을 잡아서 위가 문제일 경우, 중완에 침을 놓아주면 좋다. 촌맥이 강할때는 코침을 놓는다. 맥에 따라 위의 사항을 가미하여야 한다.

딸꾹질

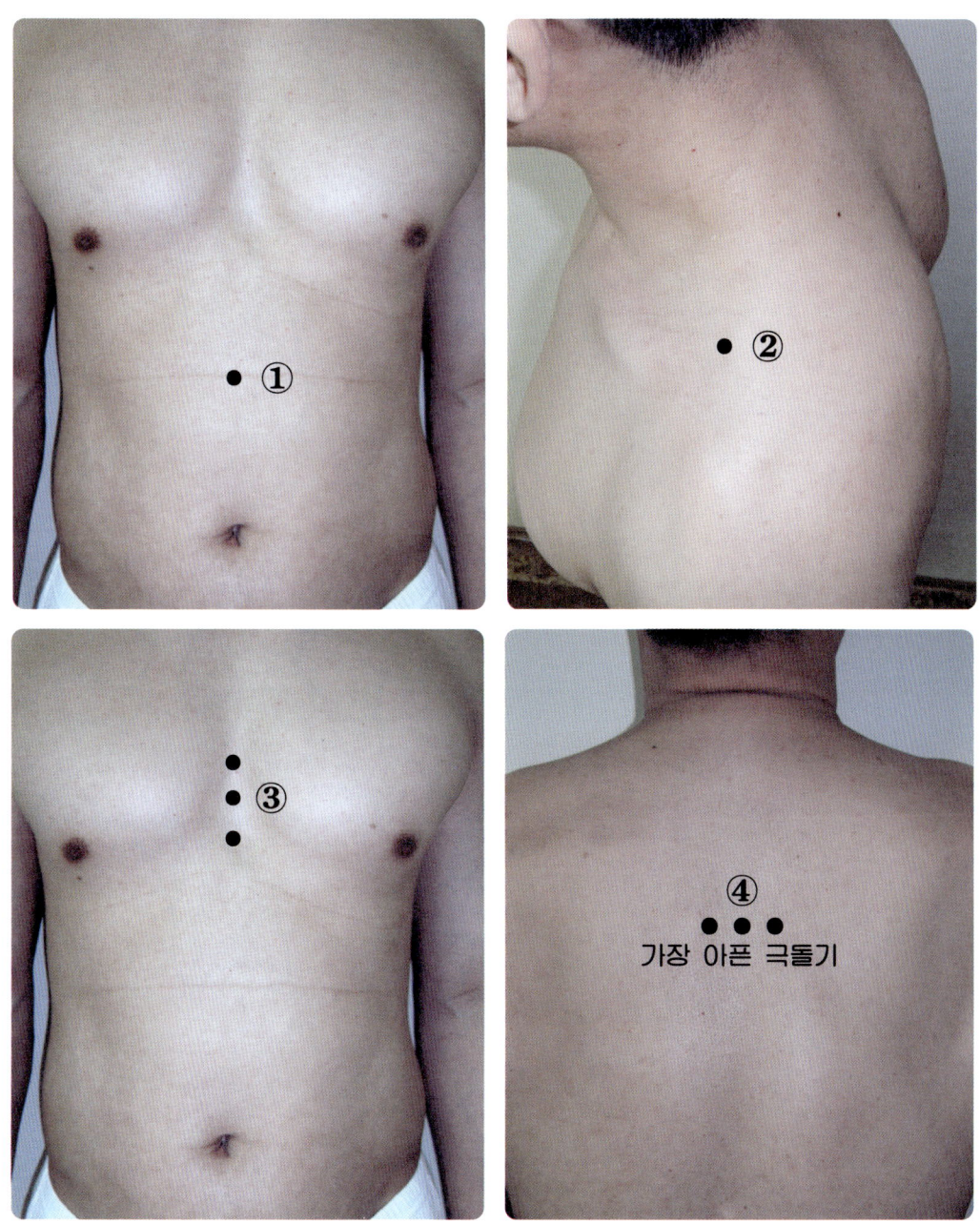

가장 아픈 극돌기

1. 증상

❖ 평소에 소화 장애가 있고 폐가 약하며 긴장할 경우 나타나고 심한 경우 3~4일 쉬지 않고 발병한다.

2. 치료방법

① 중완

② 견정(양쪽)

③ 단중에서 부터 위로 1cm간격으로 자침한다.

④ 흉추 극돌기를 위에서 아래로 눌러보면 가장 아픈 극돌기

3. 시술방법

① 견정의 깊이는 2~3cm 직자, 등 부분 척추극돌기 부분이 가장 아픈 지점에 침을 놓는다.

② 단중에서 부터 위로 1cm 간격으로 자침한다. 깊이는 침이 서있을 정도로 직자 3mm 자침한다.

4. 참고

- 견정혈은 폐첨이 가까이 있어 너무 깊이 넣지 않도록 주의한다. 단중에서 부터 위로 1cm 간격으로 자침 시 침병을 끌고 튕기고 하여 가슴 전체가 울릴 정도로 2~3회 반복한다. 딸꾹질이 심하여 잠을 이루지 못할 경우 풍시(좌, 우)를 취혈한다.

- 환자가 호흡을 멈추고 맞으면 효과가 좋다.
- 시술횟수는 환자의 상태에 따라서 중한 경우는 1일 1회, 경할 경우는 격일로 반복 시술한다.

급체

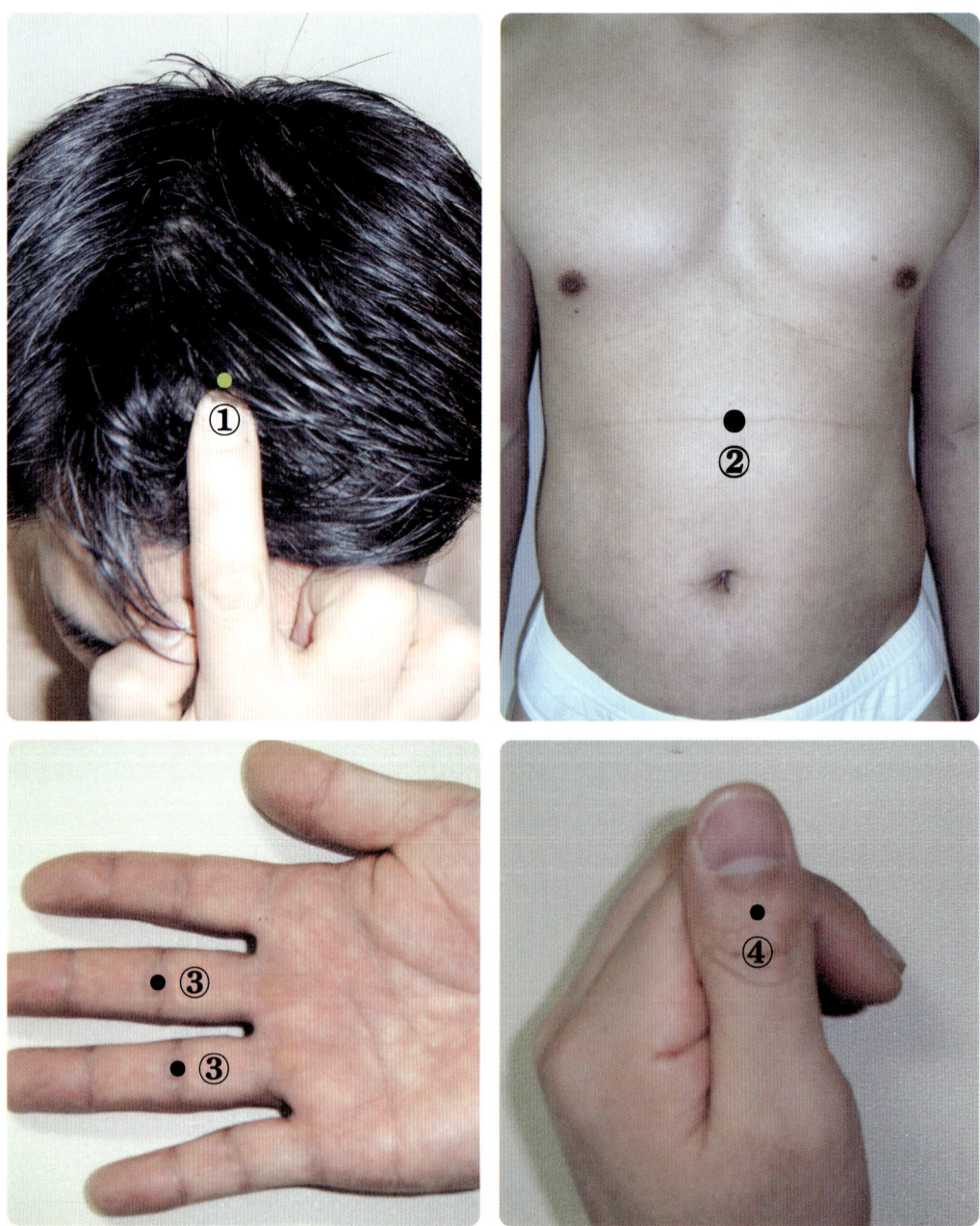

1. 증상

❖ 음식을 급히 먹거나 음식을 잘 씹지 않아서 발생하며 가슴이 답답하고, 명치부분이 더부럭하고 아프다, 식은땀이 나고 얼굴이 창백해지는 경우가 많다.

2. 치료방법

① 백회 사혈

② 중완

③ 사봉혈 사혈

④ 중상(엄지)사혈

3. 시술방법

① 여기서 백회는 독맥이 아니라 전발제 정중앙에서 환자 인지 두 마디 길이만큼 재어서 사혈시킨다.

② 중완은 무릎을 세우고 숨은 깊이 들어 쉬지 말라 하며 명치와 배꼽의 중간지점이며 자침시 천천히 넣는다. 위벽을 통과하여 침 끝이 위벽 뒤쪽을 통과하여서는 안 된다. 이 점을 꼭 주의하여야 하며 위벽 안쪽 허공에 침 끝이 있어야 한다. 이상태에서 굵고 튕기기를 하여야하며 감각을 정확히 익혀 자침 하여야한다. 자침 후 편안히 움직이지 말고 있어야 한다. 그렇지 않으면 배가 당길수가 있다. '침 끝이 지금 어디쯤 와 있는가!' 의 감각이 중요하므로 감각을 꼭 익힌 다음 시술하길 바란다.

- 중완 자침시 환자의 중지 길이(5~6cm)로 직자한다.
③ 손가락 사혈시 셋째, 넷째 양손가락 가운데 부분 사봉혈 사혈. 사봉 혈은 깊이가 중요하므로 3~4mm정도로 사혈하여 맑은액을 충분히 짜낸다.

4. 참고

- 백회사혈 시 정확히 취혈되면 피가 콧등까지 흘러내린다.
- 콧등 까지 흘러내리면 효과가 아주 좋으며 두통도 없어지고 머리가 맑아진다.
- 흉추의 극돌기 아픈 부분에 사혈, 손으로 두드려 준다.
- 가슴이 울리도록 때려 준다.

매핵기

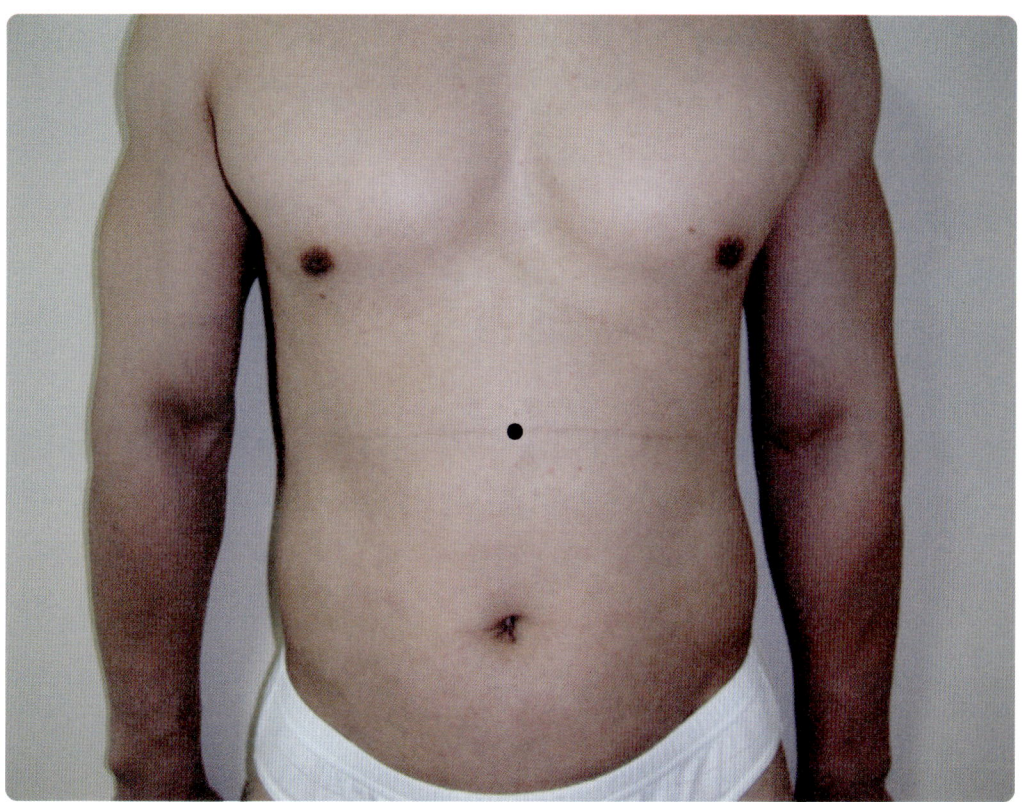

내과질환

1. 증상

❖ 어떤 물질이 인후에 박혀 삼키지도 뱉지도 못하는 느낌이 있지만 음식을 먹을 때는 어려움이 없다. 가끔씩 목에 무엇이 걸러있는 듯 한 느낌이 있다. 검사 시 이상증후가 없다.

2. 치료방법

① 중완

3. 시술방법

① 중완은 무릎을 세우고 숨은 깊이 들어 쉬지 말라 하며 명치와 배꼽의 중간지점이며 자침시 천천히 넣는다. 위벽을 통과하여 침 끝이 위벽 뒤쪽을 통과하여서는 안 된다. 이 점을 꼭 주의하여야 하며 위벽 안쪽 허공에 침 끝이 있어야 한다. 이상태에서 긁고 튕기기를 하여야하며 감각을 정확히 익혀 자침 하여야한다. 자침 후 편안히 움직이지 말고 있어야 한다. 그렇지 않으면 배가 당길수가 있다. '침 끝이 지금 어디쯤 와 있는가!' 의 감각이 중요하므로 감각을 꼭 익힌 다음 시술하길 바란다.

② 중완 자침시 환자의 중지 길이(5~6cm)로 직자한다.

4. 참고

• 원인은 신경성 위장병으로 오는 경우가 대부분이다 특히 공복에 침을 놓아야 효과가 좋다.

간질

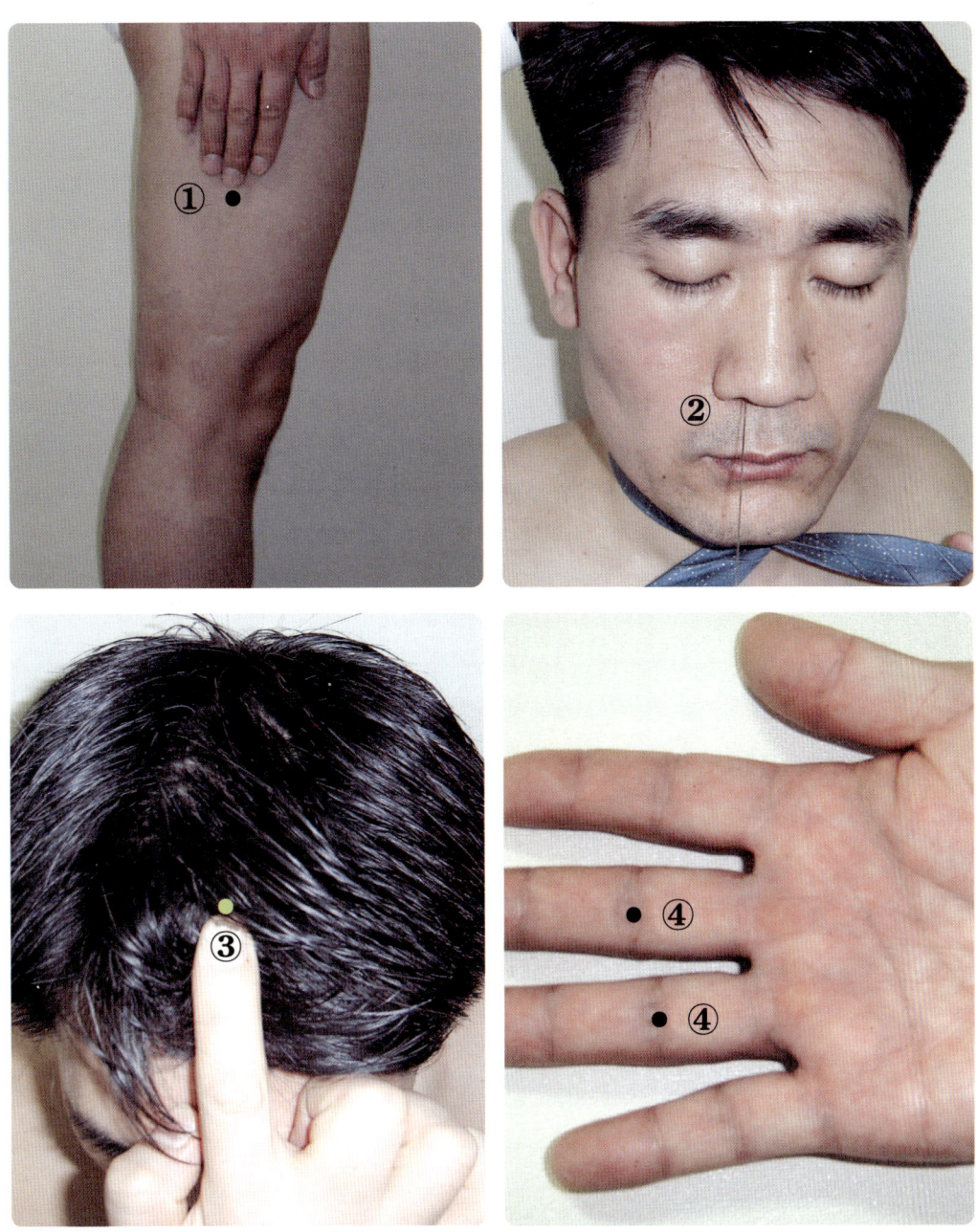

내과질환

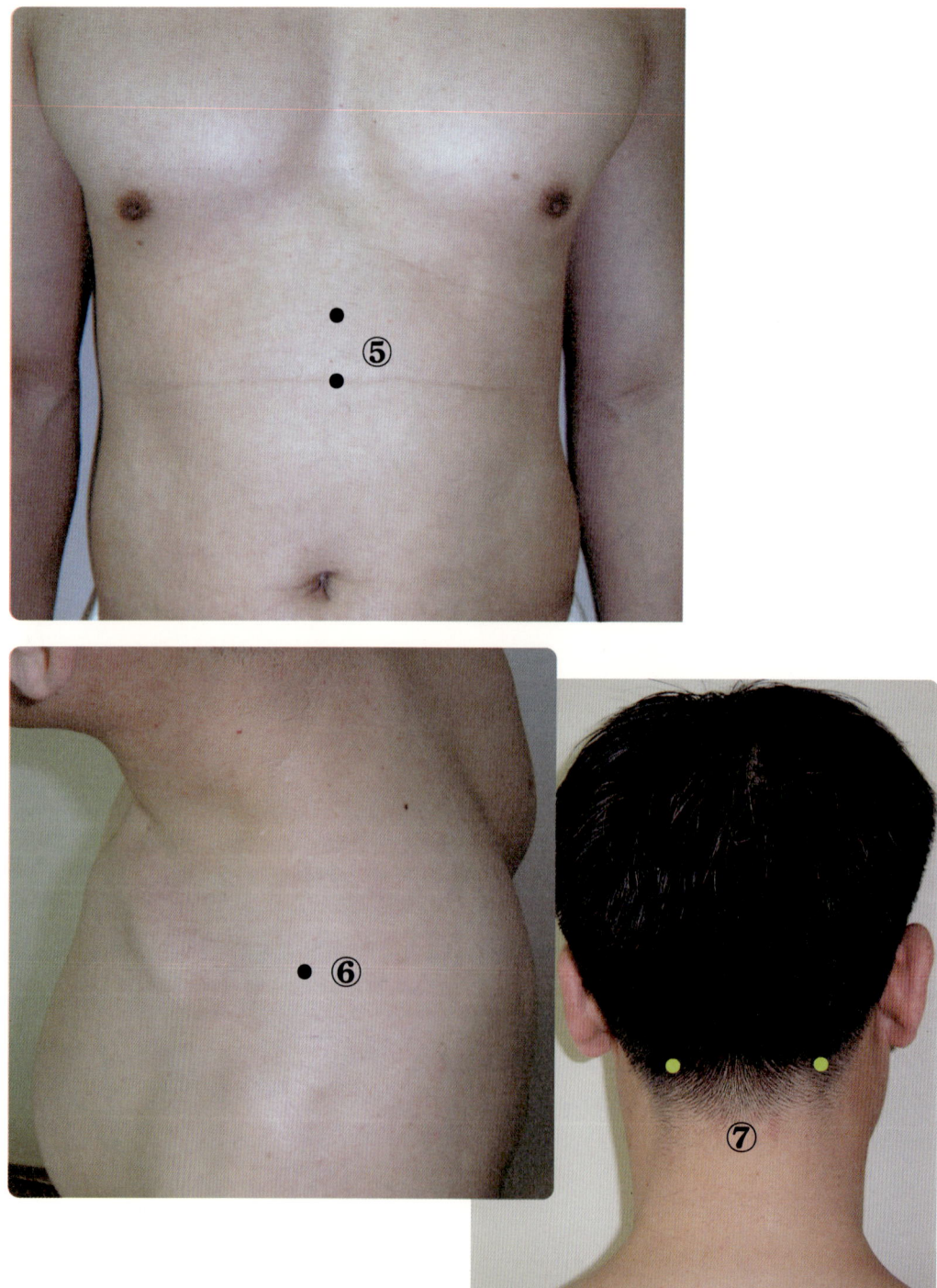

1. 증상

❖ 갑자기 혼미하여 쓰러지면서 입에는 거품을 물고 두 눈을 치켜뜨면서 팔다리와 몸을 뜨는 경우

2. 치료방법

① 풍시 양쪽

② 코침 양쪽 사혈

③ 백회 사혈

④ 사봉혈 양손 사혈

⑤ 중완 상완

⑥ 견정 양쪽

⑦ 풍지 양쪽

3. 시술방법

① 풍시는 양쪽 5~6cm 깊이 자침

② 코침 중지 손가락 깊이만큼 넣어 사혈한다.

③ 여기서 백회는 전발제 정중앙에서 환자 인지 두마디 길이 만큼 재어서 사혈한다.

④ 중완은 무릎을 세우고 숨은 깊이 들어 쉬지 말라 하며 명치와 배꼽의 중간지점이며 자침시 천천히 넣는다. 위벽을 통과하여 침 끝이 위벽 뒤쪽을 통과하여서는 안 된다.

이 점을 꼭 주의하여야 하며 위벽의 안쪽 허공에 침 끝이 있어야 하다. 이상태에서 긁고 튕기기를 하여야하며 감각을 정확히 익혀 자침하여야 한다.

자침 후 편안히 움직이지 말고 있어야 한다. 그렇지 않으면 배가 당길수가 있다.

- 상완은 중완에서 명치의 중간지점이며 자침방법은 중완과 동일하며 '침 끝이 지금 어디쯤 와 있는가!'의 감각이 중요하므로 감각을 꼭 익힌 다음 시술하길 바란다.

⑤ 견정 3~4cm 깊이

⑦ 손가락 사혈시 셋째, 넷째 양손가락 가운데 부분 사봉혈 사혈. 사봉 혈은 깊이가 중요하므로 3~4mm정도로 사혈하여 혈액이 아닌 맑은액을 충분히 짜낸다.

4. 참고

① 견정 자침시 폐첨을 손상시킬 우려가 있으므로 주의한다.

② 풍시는 차렷 자세에서 중지끝 부분을 자침하고 양쪽을 자침하여 서로 염전 비교하여 잘 돌아가는 곳은 많이 돌려 긁고 튕기며 여러 차례 반복하여 통증이 서로 비슷할 때 까지 시술한다.

③ 코침은 넥타이나 수건 등으로 자기 손으로 목을 조르는데 이때는 숨 쉬는데 지장이 없을 정도만 조른다. 자기 손으로 졸라 고개를 밑으로 숙여 침을 콧속으로 중지손가락 깊이만큼 들어간 후 바로 찌르고 살짝 빼서 위쪽 방향으로 다시 찌른다. 양쪽 모두 시

술한다.
- 간질의 증상은 여러 가지가 있다
  - 첫째 자다가 일어나 베게를 뒤집어 놓았다가 툭툭 치는 경우
  - 둘째 자다가 일어나 뱅뱅 돌다가 오줌 싸는 경우
  - 셋째 물을 보고 까무러치는 경우
  - 넷째 불을 보고 까무러치는 경우
  - 다섯째 사람이 모인 곳에서 까무러치는 경우
- 위의 경우가 간질의 증상들인데 보통 적으로 다섯째가 가장 많은 경우이며 셋째와 넷째가 가장 위험한 경우인데 왜냐하면 옆에 사람이 아무도 없을 경우에는 물로 뛰어 들어가 죽게 되며 불을 보고 뛰어 들어가 죽게 되기 때문이다.

내과질환

과민성대장증후군

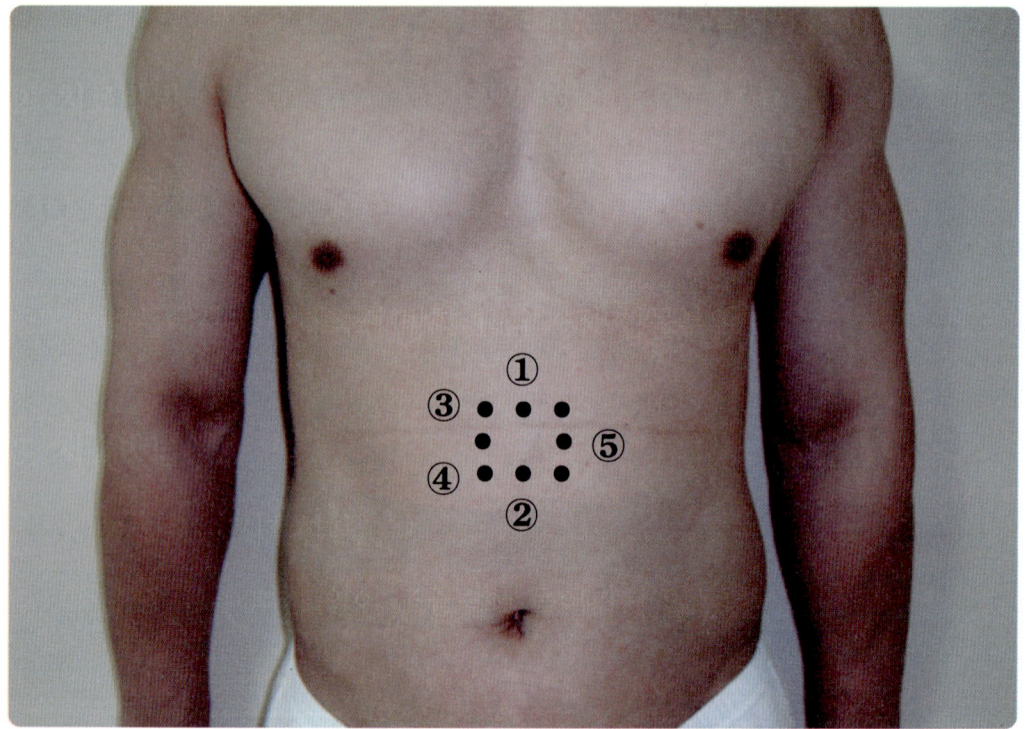

1. 증상

❖ 장명이 있고 복통이 심하고 가스가 차고 변비와 설사가 가끔씩 교대로 나타날 수 있고 배가 심하게 아플 때는 변을 보면 아픔이 덜하고 배를 따뜻하게 하면 통증이 해소된다.

2. 치료방법

① 중완

② 하완

③ 중완에서 좌우 엄지 한마디

④ 하완에서 좌우 엄지 한마디

⑤ 건리에서 좌우 엄지 한마디

3. 시술방법

① 중완은 무릎을 세우고 숨은 깊이 들어 쉬지 말라 하며 명치와 배꼽의 중간지점이며 자침시 천천히 넣는다. 위벽을 통과하여 침 끝이 위벽 뒤쪽을 통과하여서는 안 된다.

이 점을 꼭 주의하여야 하며 위벽 안쪽 허공에 침 끝이 있어야 한다. 이상태에서 긁고 튕기기를 하여야하며 감각을 정확히 익혀 자침 하여야한다. 자침 후 편안히 움직이지 말고 있어야 한다.

그렇지 않으면 배가 당길수가 있다. '침 끝이 지금 어디쯤 와 있는가!' 의 감각이 중요하므로 감각을 꼭 익힌 다음 시술하길 바란다.

- 중완 자침시 환자의 중지 길이(5~6cm)로 직자한다.

② 하완은 중완에서 배꼽까지의 지점이며 중완 자침법과 동일하다.

③ 자침시 간격은 좌우 3cm간격으로 자침한다.

4. 참고

- 과민성장증후군은 자침과 발침 순서가 중요하므로 발침은 자침의 역순으로 행한다.
- 치료는 격일재로 3~4회 실시한다.

위하수

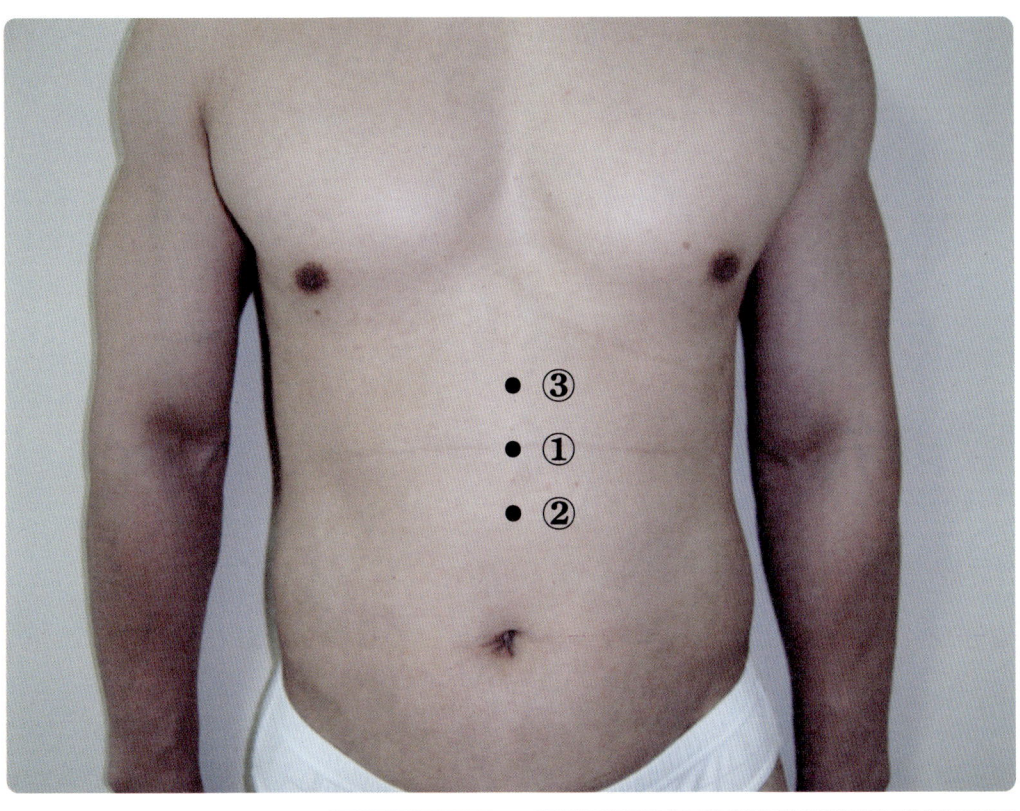

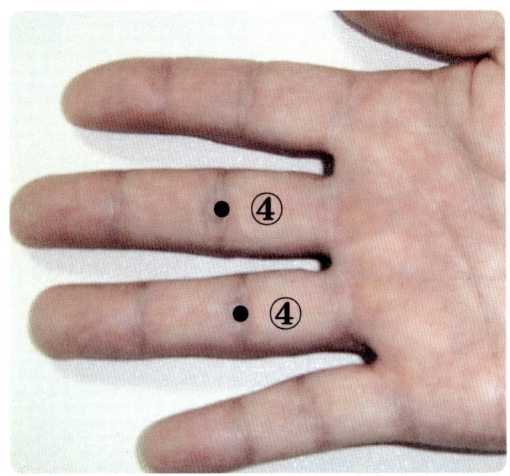
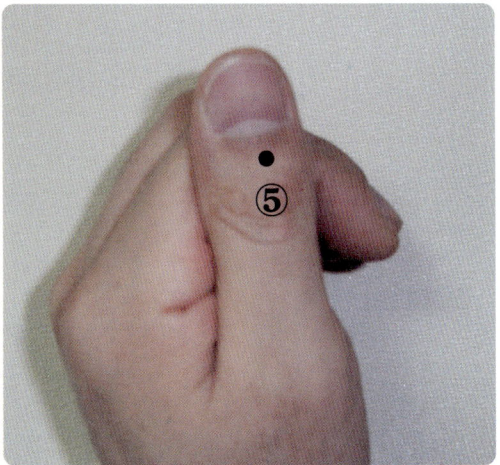

내과질환

1. 증상

❖ 식후에 소화 장애와 복창이 있고 트림이 자주 나고 위에서 물소리가 나고 신경이 예민하고 위가 아래로 처진 느낌이 들고 항상 피곤하며 무기력한 증상이 있으며 매사 신경질적이고 누워있으면 증상이 경감된다.

2. 치료방법

① 중완

② 하완

③ 상완

④ 사봉혈 사혈

⑤ 중상(엄지)사혈

3. 시술방법

① 중완은 무릎을 세우고 숨은 깊이 들어 쉬지 말라 하며 명치와 배꼽의 중간지점이며 자침시 천천히 넣는다. 위벽을 통과하여 침 끝이 위벽 뒤쪽을 통과하여서는 안 된다.

이 점을 꼭 주의하여야 하며 위벽 안쪽 허공에 침 끝이 있어야 하다. 이상에서 긁고 튕기기를 하여야하며 감각을 정확히 익혀 자침 하여야한다. 자침 후 편안히 움직이지 말고 있어야 한다. 그렇지 않으면 배가 당길수가 있다. '침 끝이 지금 어디쯤 와 있는가!' 의 감각이 중요하므로 감각을 꼭 익힌 다음 시술하길 바란다.

- 중완 자침시 환자의 중지 길이(5~6cm)로 직자한다.

② 하완은 중완에서 배꼽까지의 지점이며 중완 자침법과 동일하다.

③ 상완은 중완에서 명치까지의 지점이며 중완 자침법과 동일하다.

④ 손가락 사혈시 셋째, 넷째 양손가락 가운데 부분 사봉혈 사혈.
- 사봉 혈은 깊이가 중요하므로 3~4mm정도로 사혈하여 맑은액을 충분히 짜낸다.

4. 참고

내과질환

위기능장애

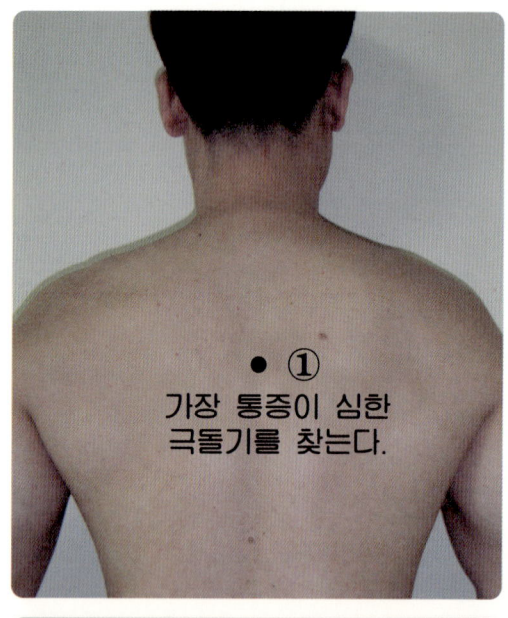

가장 통증이 심한 극돌기를 찾는다.

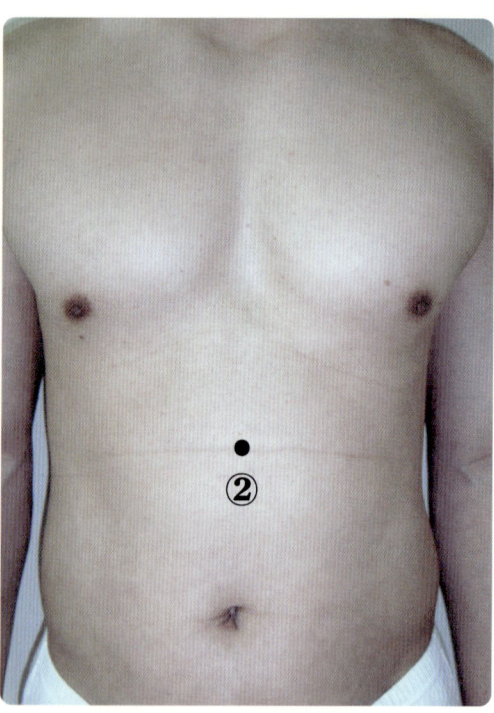

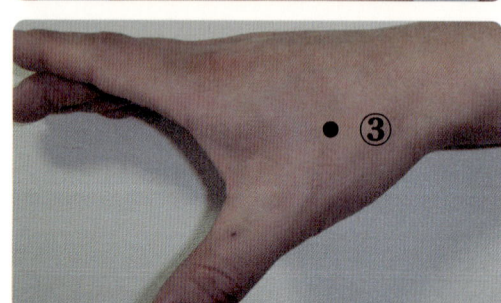

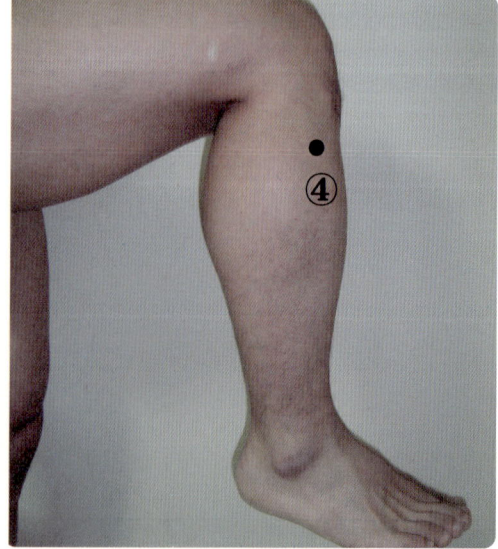

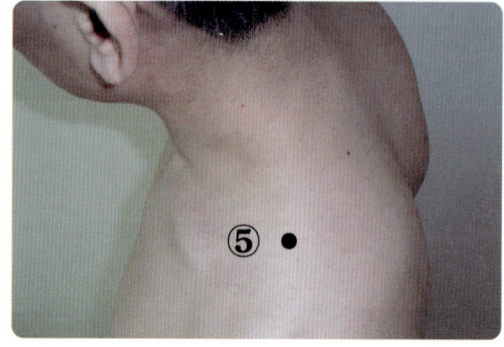

1. 증상

❖ 위장병이나 위궤양이 오래되면 위 기능의 문제로 인하여 손가락 끝부분이 저리는 경우가 있다.

2. 치료방법

① 흉추를 눌려서 가장 아픈 극돌기

② 중완

③ 합곡 양쪽

④ 양릉천 양쪽

⑤ 견정 양쪽

3. 시술방법

① 중완은 무릎을 세우고 숨은 깊이 들어 쉬지 말라 하며 명치와 배꼽의 중간지점이며 자침시 천천히 넣는다. 위벽을 통과하여 침 끝이 위벽 뒤쪽을 통과하여서는 안된다.

이 점을 꼭 주의하여야 하며 위벽 안쪽 허공에 침 끝이 있어야 한다. 이상태에서 긁고 튕기기를 하여야하며 감각을 정확히 익혀 자침 하여야한다. 자침 후 편안히 움직이지 말고 있어야 한다. 그렇지 않으면 배가 당길수가 있다. '침 끝이 지금 어디쯤 와 있는가!'의 감각이 중요하므로 감각을 꼭 익힌 다음 시술하길 바란다.

• 중완 자침시 환자의 중지 길이(5~6cm)로 직자한다.

② 합곡혈 취혈시 제1, 2중수관절이 갈라지는 끝 부분에 직자로 시술한다.

③ 양릉천은 3~4cm로 직자한다.

④ 흉추 극돌기 깊이는 1~2cm로 직자한다.

⑤ 견정혈은 인지 두 마디 정도로 직자한다.

4. 참고

위산과다증

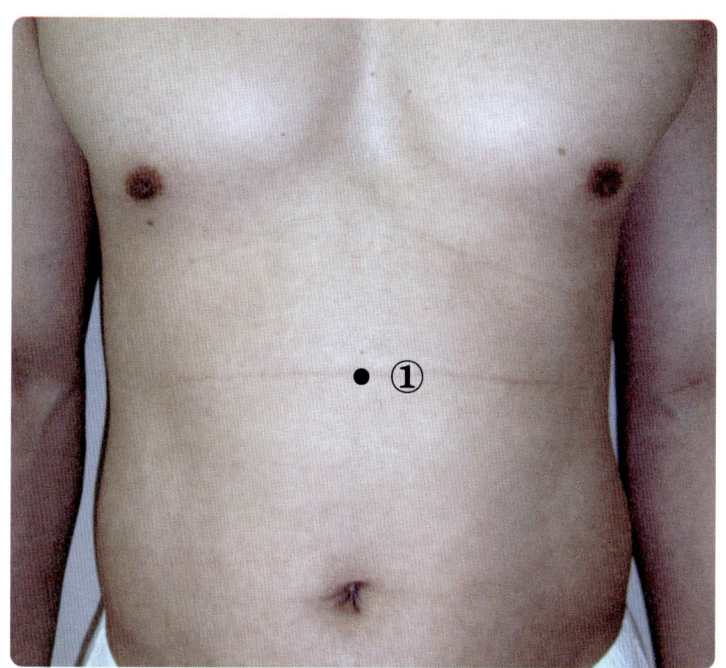
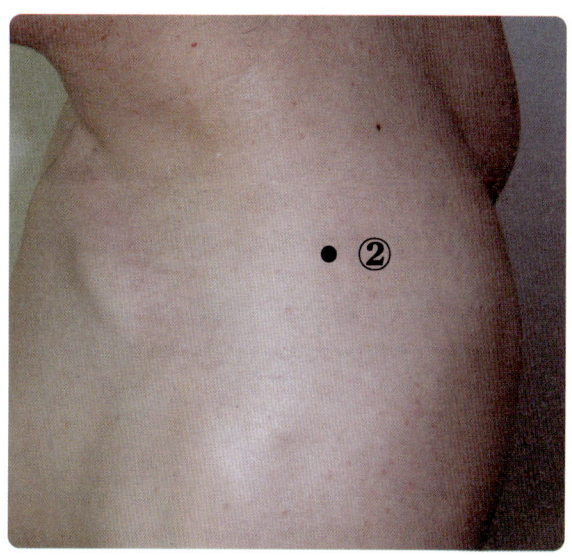
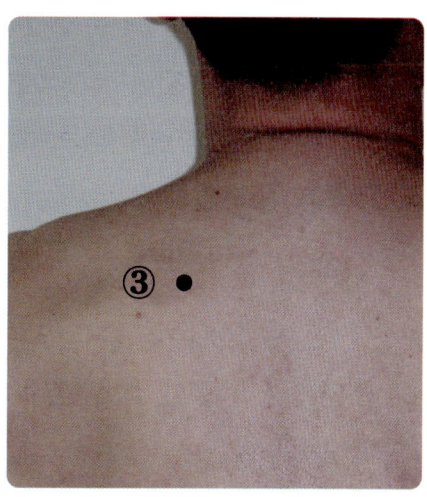

1. 증상

❖ 경험상 위산과다증으로 인하여 어깨가 무겁고 목이 뻣뻣해지는 경우가 있는데 목의 질환으로 잘 못 알고 있다.

2. 치료방법

① 중완

② 견정 양쪽

③ 견갑골 내상측 모서리 지점 양쪽

3. 시술방법

① 중완은 무릎을 세우고 숨은 깊이 들어 쉬지 말라 하며 명치와 배꼽의 중간지점이며 자침시 천천히 넣는다. 위벽을 통과하여 침 끝이 위벽 뒤쪽을 통과하여서는 안 된다. 이 점을 꼭 주의하여야 하며 위벽 안쪽 허공에 침 끝이 있어야 한다. 이상에서 긁고 튕기기를 하여야하며 감각을 정확히 익혀 자침 하여야한다. 자침 후 편안히 움직이지 말고 있어야 한다. 그렇지 않으면 배가 당길수가 있다. '침 끝이 지금 어디쯤 와 있는가!' 의 감각이 중요하므로 감각을 꼭 익힌 다음 시술하길 바란다.

- 중완 자침시 환자의 중지 길이(5~6cm)로 직자한다.

② 견정시술시 견정부위에서 직자로 2~3cm로 놓는다.

4. 참고

폐첨이 가까이 있기 때문에 깊이 넣으면 위험하다.

위산이 많이 분비되는 사람의 특징을 보면

첫째, 자장면 먹을 때 그릇에 물이 많이 생기는 경우

둘째, 맥주 먹고 난후 설사 하는 경우

셋째, 공복시 사과 먹고 난후 배 아픈 경우이다. 이른 경우에 해당 하는 사람들은 보통적으로 위산이 많이 분비되니 위의 병을 조심하면 된다.

내과질환

위분만증

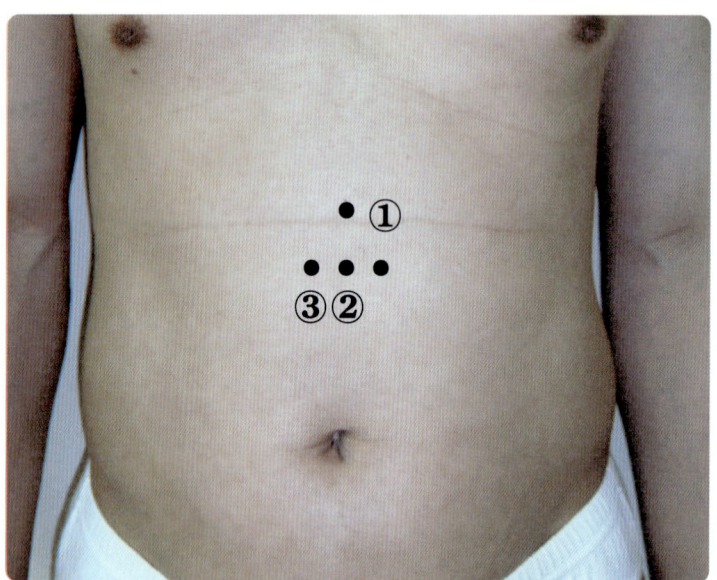

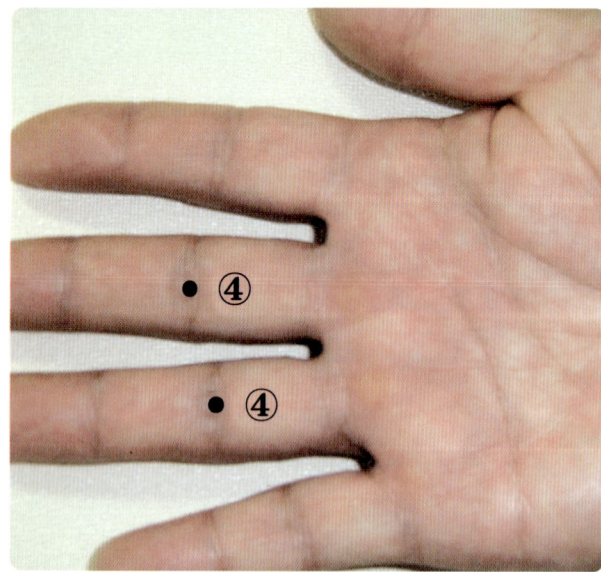

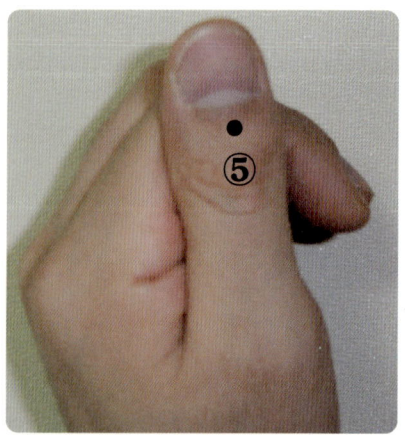

1. 증상

❖ 속이 더부룩하고 헛배가 부르고 아침에 자고 일어나면 손이 부어서 한 움큼인 경우이거나 뻐득뻐득한 경우인데 3~4시간 경과 후엔 정상적으로 돌아오는 경우

2. 치료방법

① 중완

② 하완

③ 하완에서 좌우 엄지 한마디

④ 사봉혈 사혈(좌, 우)

⑤ 중상사혈 (좌, 우)

3. 시술방법

① 중완은 무릎을 세우고 숨은 깊이 들어 쉬지 말라 하며 명치와 배꼽의 중간지점이며 자침시 천천히 넣는다. 위벽을 통과하여 침 끝이 위벽 뒤쪽을 통과하여서는 안 된다.

이 점을 꼭 주의하여야 하며 위벽 안쪽 허공에 침 끝이 있어야 한다. 이상태에서 긁고 튕기기를 하여야 하며 감각을 정확히 익혀 자침 하여야한다. 자침 후 편안히 움직이지 말고 있어야 한다. 그렇지 않으면 배가 당길수가 있다. '침 끝이 지금 어디쯤 와 있는가!' 의 감각이 중요하므로 감각을 꼭 익힌 다음 시술하길 바란다.

- 중완 자침시 환자의 중지 길이 (5~6cm)로 직자한다.

② 하완은 중완에서 배꼽까지의 지점이며 중완 자침법과 동일하다

③ 하완 좌우 혈의 깊이는 중완과 동일

④ 손가락 사혈시 셋째, 넷째 양손가락 가운데 부분 사봉혈 사혈

- 사봉 혈은 깊이가 중요하므로 3~4mm정도로 사혈하여 맑은액을 충분히 짜낸다.

4. 참고

정형외과 질환

수지관절통 / 70
손목1 / 72
손목2 / 74
발목 / 76
허리디스크 / 78
허리2 / 81
허리3 / 83
천골통 / 85
좌골신경통 / 87
대퇴관절 / 91
무릎통증1 / 93
무릎통증2 / 96
무릎통증3 / 99
경추 / 101
목 디스크 / 103
항강증 / 106
견갑골통 / 110
견 통 / 112
상박신경통 / 115
팔꿈치 통증 / 118
악관절염 / 120

정형외과질환

수지관절통

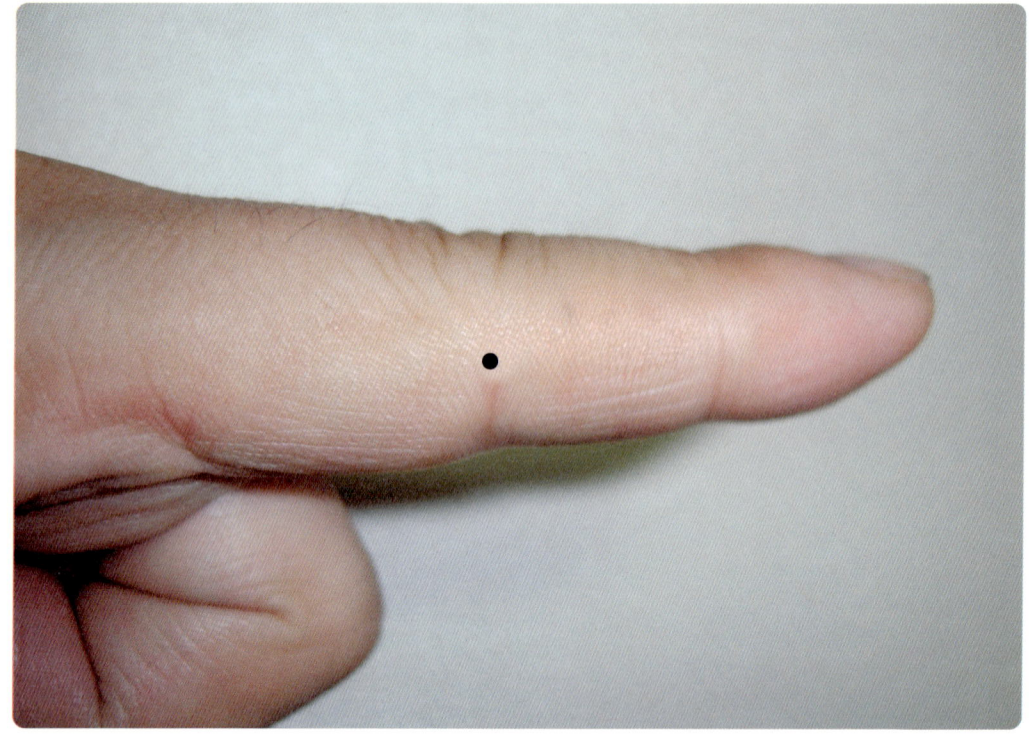

1. 증상

❖ 손가락마디가 굴신이 안 되고 저리고 아픈 경우

2. 치료방법

- 아픈 마디 사이에 자침한다.

3. 시술방법

- 손가락을 당겨 (신전) 관절을 벌려서 관절사이에 자침한다. 깊이는 1cm

4. 참고

- 다섯 손가락 모두 아플 경우 제일 아픈 손가락 2~3개만 우선 치료한다.

정형외과질환

손목 1

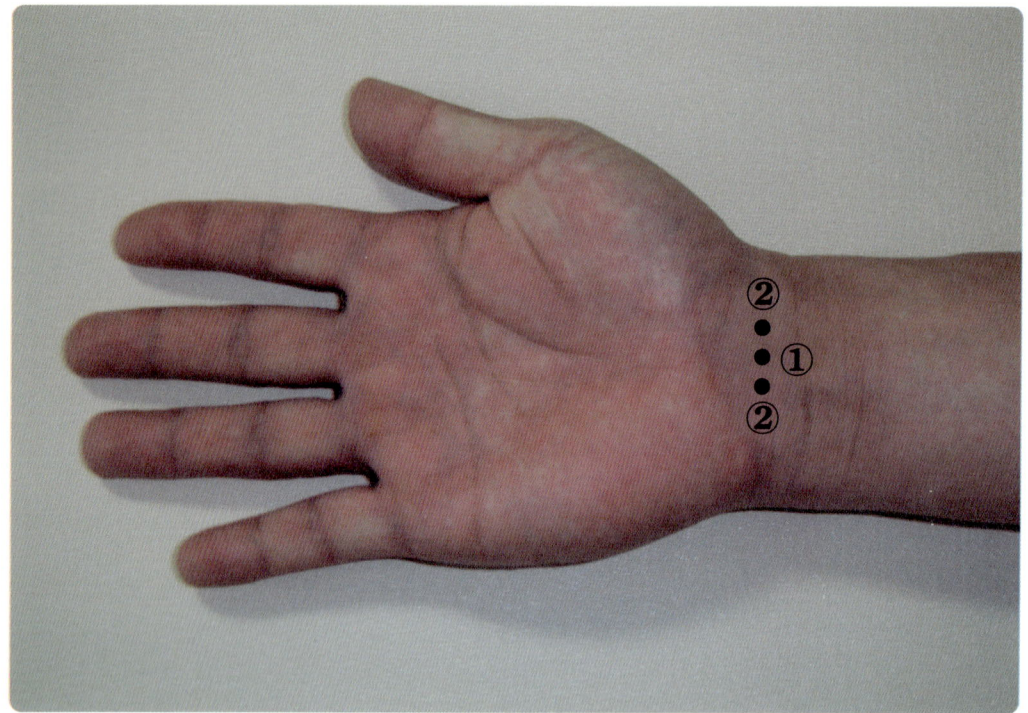

1. 증상

❖ 넘어지면서 손을 잘못 짚어서 손목이 아프고 부으면서 움직이기 힘들고 시큰거리면서 주먹을 잘 쥘수 없고 통증부위가 정확하지 않을 때 치료방법

2. 치료방법

① 대능혈

② 대능혈 좌우 1cm 지점.

3. 시술방법

- 1cm 깊이로 자침한다.

4. 참고

- 시술자의 왼손으로 환자의 손목을 잡고 침을 놓는다.

정형외과질환

손목 2

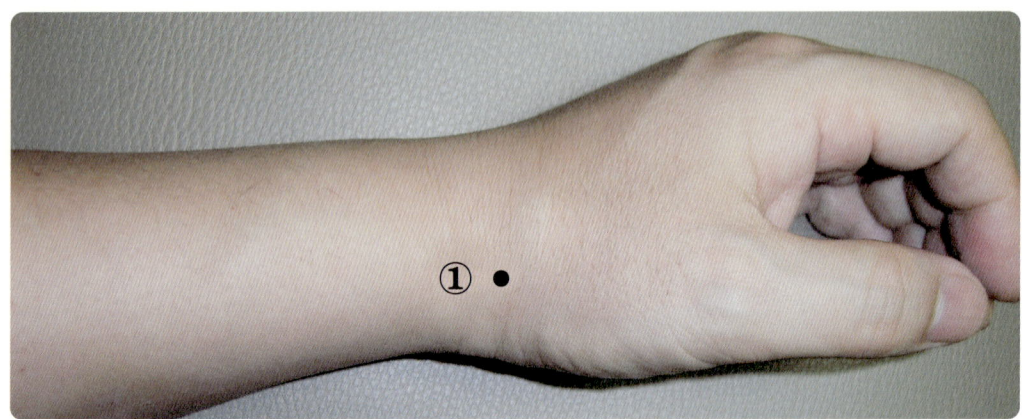

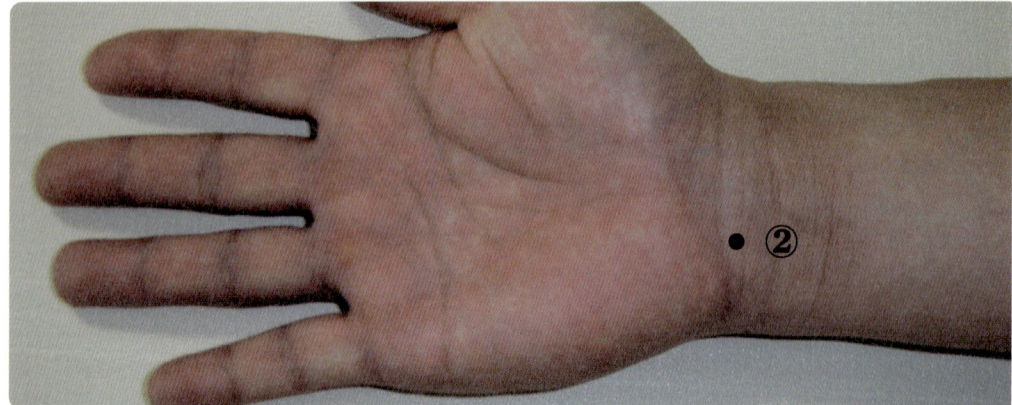

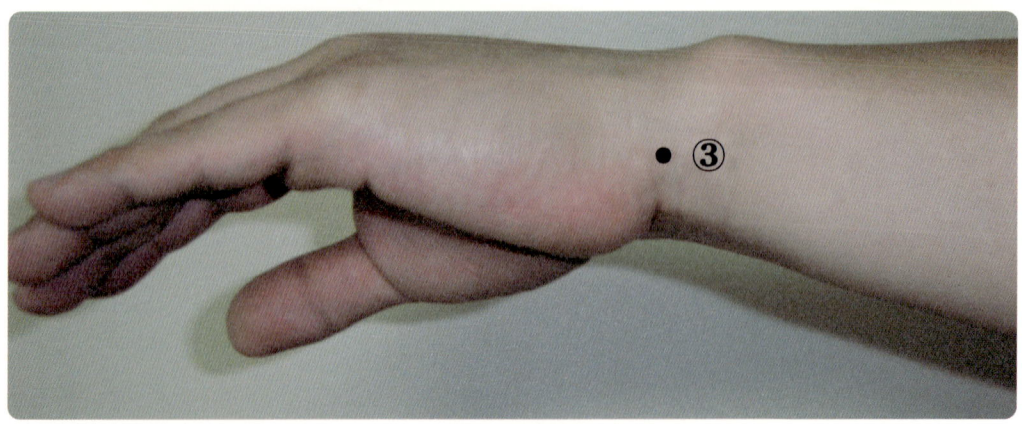

1. 증상

❖ 손목이 아프긴 한데 엄지부분 쪽 손목이 아플 경우도 있고 새끼손가락 쪽이 아픈 경우가 있습니다.

2. 치료방법

① 양계 ➡ 엄지 손가락쪽 손목이 아픈 경우

② 척골두 전방 함몰 ➡ 새끼손가락쪽 손목이 아픈 경우

③ 양곡 ➡ 새끼손가락쪽 손목이 아픈 경우

3. 시술방법

- 깊이 1cm 정도

4. 참고

발목

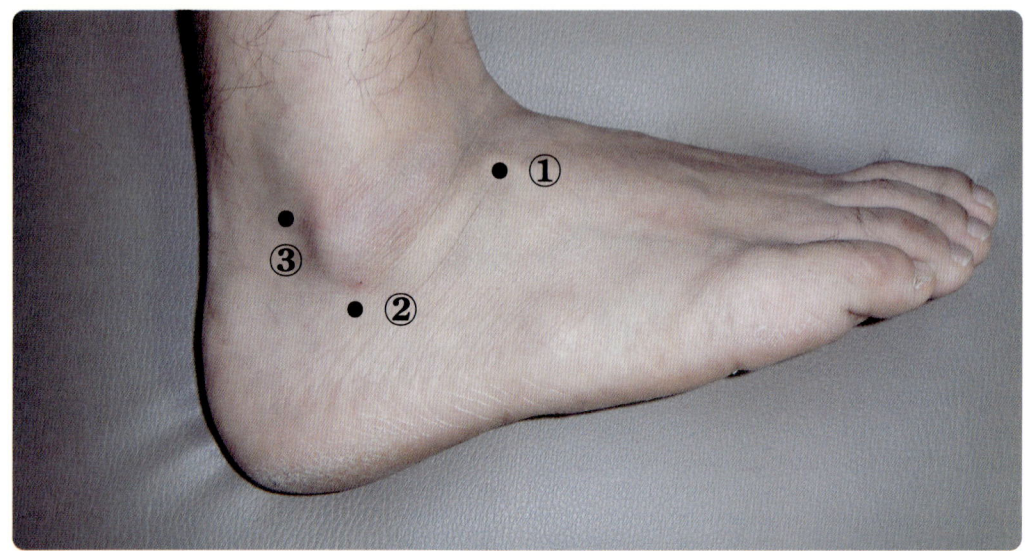

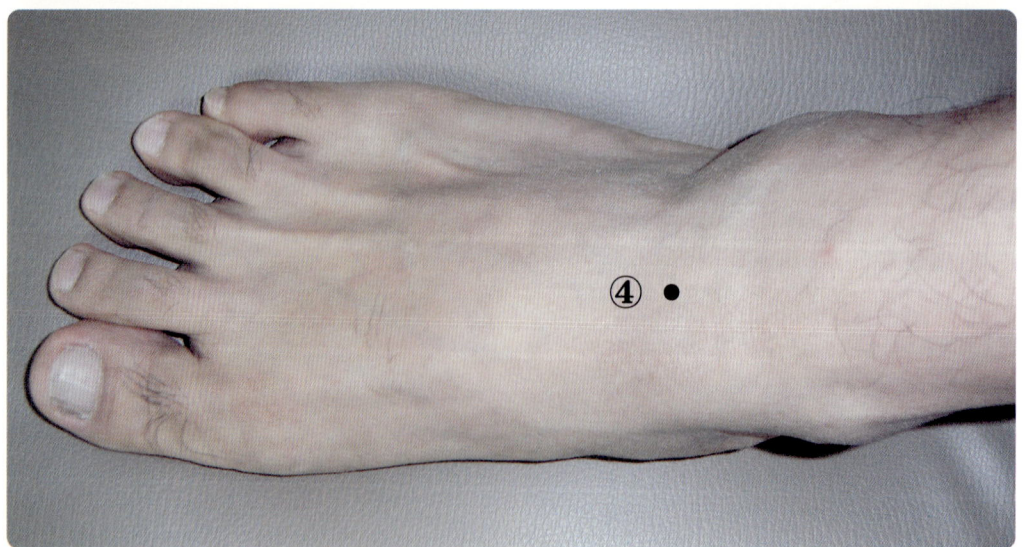

1. 증상

❖ 무거운 물건을 드는데 발목을 접혀서 뚝 하는 느낌과 통증이 발목 바깥쪽으로 오고 약간 부어 관절을 놀리기 힘든 경우가 있다.

2. 치료방법

① 구허

② 신맥

③ 곤륜

④ 해계혈 부위 사혈

3. 시술방법

① 구허혈 자리는 반대쪽 복사뼈까지 통과할 수 있을 정도의 깊이가 되어야 효과가 좋다.

② 해계혈 부위에 검은 모세혈관을 찾아 사혈했을 경우 검붉은 피가 나올 경우 효과가 아주 좋다.

4. 참고

- 구허자리는 4째 발가락에서 직선으로 올라와서 함몰 부위를 찾아 반대쪽 복사뼈를 기준으로 해서 45° 방향으로 자침한다.

정형외과질환

허리 디스크

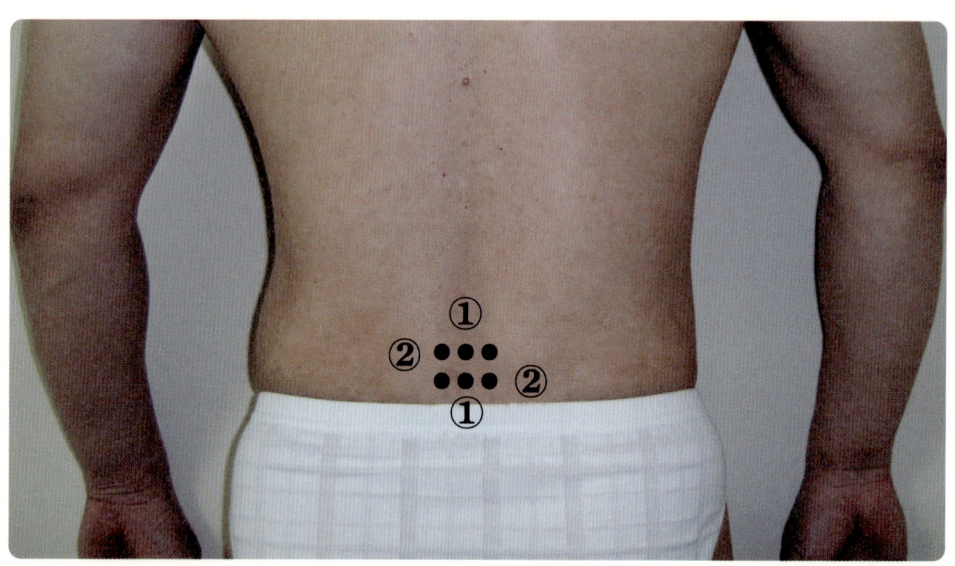
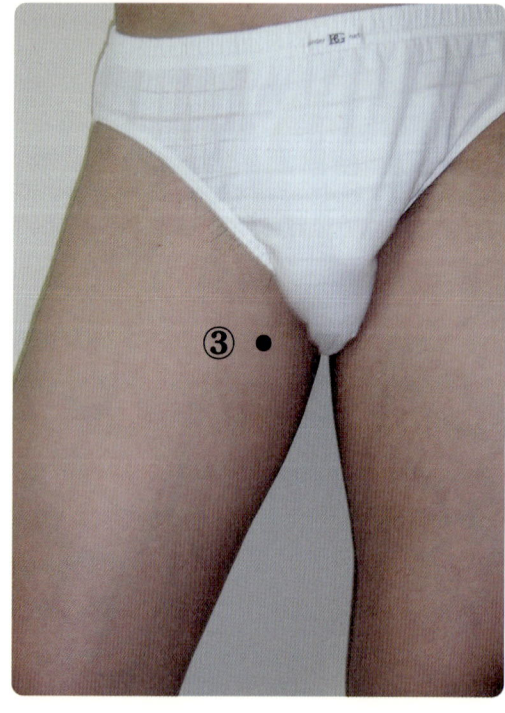
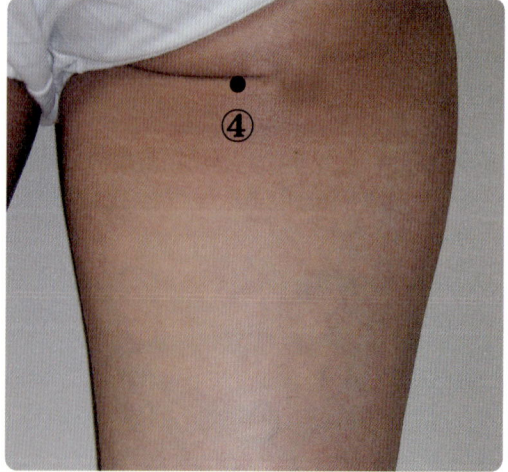

1. 증상

❖ 차에서 물건을 내리는 작업을 하다가 삐끗하거나 허리를 잘못 움직여 삐끗하여 그 자리에서 쓰러진 후 물리치료를 해도 효과가 없어서 병원에서 CT촬영결과 요추 4번과 5번 사이 디스크 진단이 나온 경우.

2. 치료방법

① 4번과 5번 극돌기 자침

② 4번과 5번 극돌기 양옆에 사자로 자침한다.

③ 사타구니 밑에 있는 굵은 근육 장내전근 부위

④ 승부

⑤ 허리 주위모세혈관 사혈

3. 시술방법

① 검붉은 모세혈관을 찾아 사혈해 준다.
  - 검붉은 혈관을 잘 찾는 것이 매우 중요하다.

② 극돌기의 자침시 제일 아픈 극돌기를 찾아 자침할 때, 깊이는 환자가 찌릿한 느낌이 발끝까지 올 때 까지를 깊이로 한다.

③ 사자 (침끝방향 45° 방향)도 동일하게 자침한다.

④ 다리는 아픈쪽만 시술한다.

4. 참고

- 극돌기 자침시 환자가 찌릿한 느낌이 오면 움찔하는데, 침 끝의 방향에 따라 왼쪽이나 오른쪽으로 온다.
- 오른쪽 다리의 통증일 경우 자침시 찌릿한 느낌이 오른쪽으로 오면 효과가 정확하나 반대편다리로 침감이 올 경우 효과는 반으로 감소한다.

허리 2

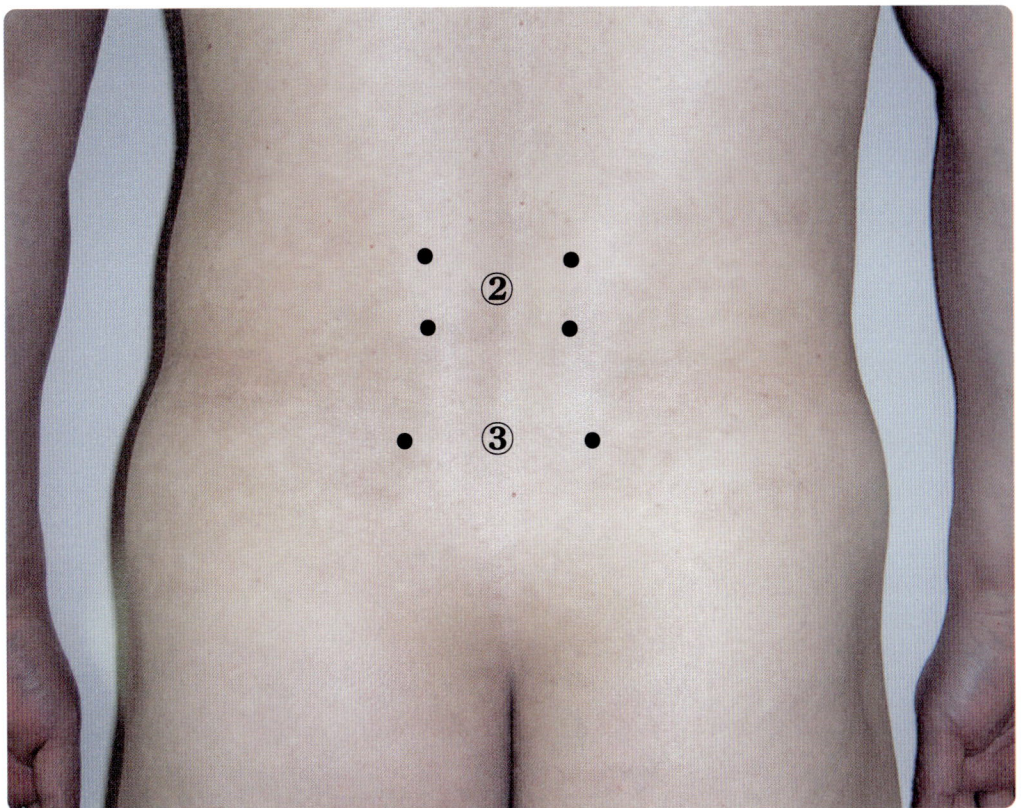

1. 증상

❖ 1년 전 허리를 시큰한 다음부터 움직일 수 없을 정도는 아니지만 통증이 지속되며 주무르면 시원하고 낮에는 괜찮다가 주로 아침에 일어날 때 통증이 있고 세수하기가 곤란한 경우

2. 치료방법

① 허리의 주위 모세혈관 사혈

② 대장유. 관원유. 양옆 자침

③ 천골과 장골극 관절이 맞닿는 부위 (용안)

3. 시술방법

① 척추기립근의 제일 굵은 근에 놓는다.

② 깊이는 4~5cm 깊이로 자침한다.

4. 참고

- 검붉은 혈관을 잘 찾는 것이 매우 중요하다.
- 이 혈관을 잘 찾아 사혈되었을 경우 증상은 60% 정도의 반감을 가져온다.
- 그리고 며칠 지난 후 그 통처나 그 주변에 검은 혈이 다시 모이게 되므로 2~3회 반복한다. 임신부는 유산의 위험이 있으니 놓지 않는다.

허리 3

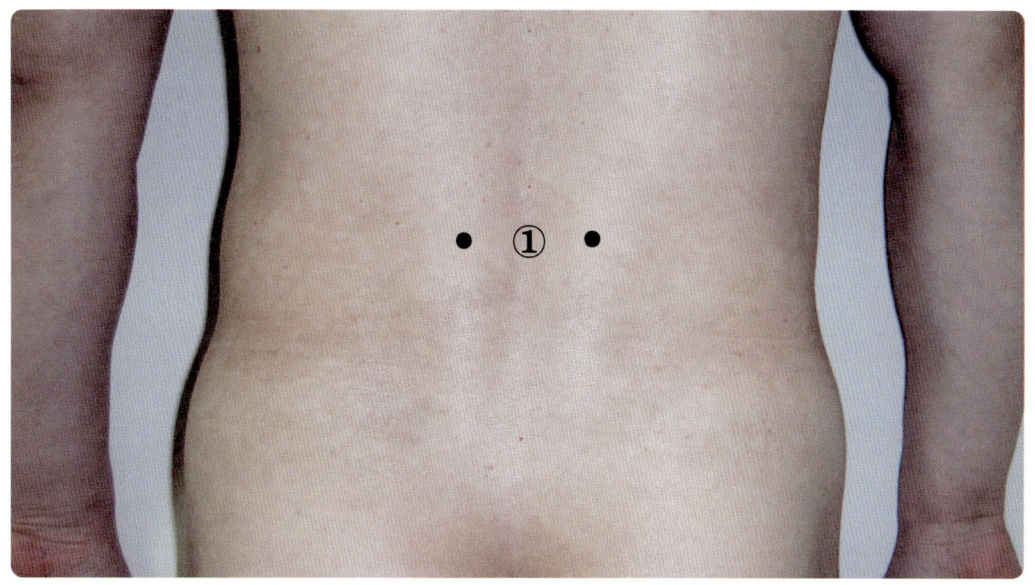

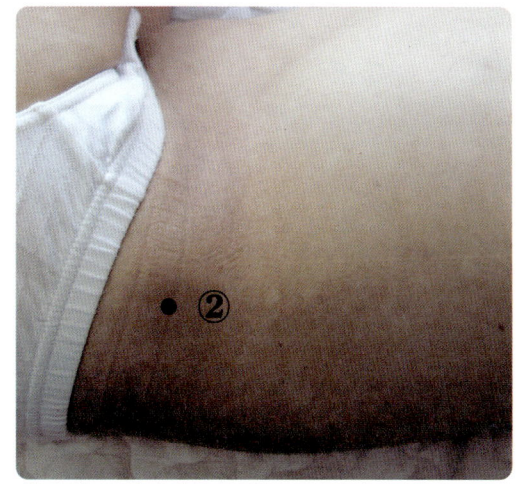

⬆ 옆으로 누워서 본 모습

서서 본 모습 ➡

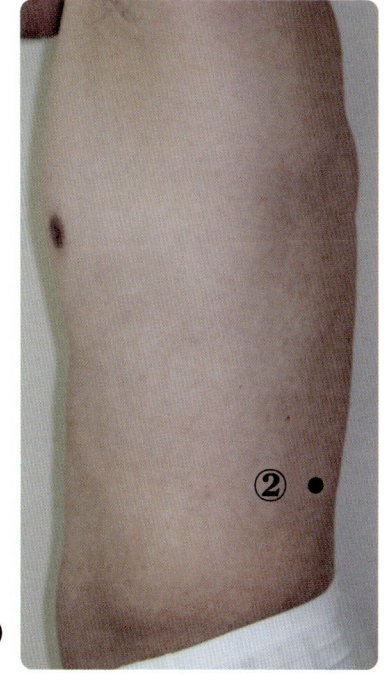

1. 증상

- ❖ 디스크는 아니지만 움직이다가 뜨끔하여 몸을 가눌 수 없는 증상
- ❖ 조금이라도 움직이면 어느 부위인지는 알 수 없지만 통증이 심해 움직일 수 없는 증상
- ❖ 이런 경우 병원에 가면 근육통이나, 인대가 늘어났다고 하며 특별한 이상을 찾지 못하는 경우

2. 치료방법

① 허리부근 힘줄 가장 아픈 부위

② 옆으로 누워 척추기립근 중간에 자침한다.

3. 시술방법

① 옆에서 누워 자침시 척추 횡돌기가 맞닿는 부위까지 자침한다.

② 깊이는 엎드려 누운 자세에서는 4~5cm 정도로 자침한다.

③ 옆으로 누운 자세에서는 6~7cm 정도 자침한다.

4. 참고

- 옆으로 누워 자침시 환자의 자세는 무릎을 45° 정도 구부려서 허리의 중앙 부위의 볼록 튀어나온 부위인데 그 부위의 중간에 자침한다.

천골통

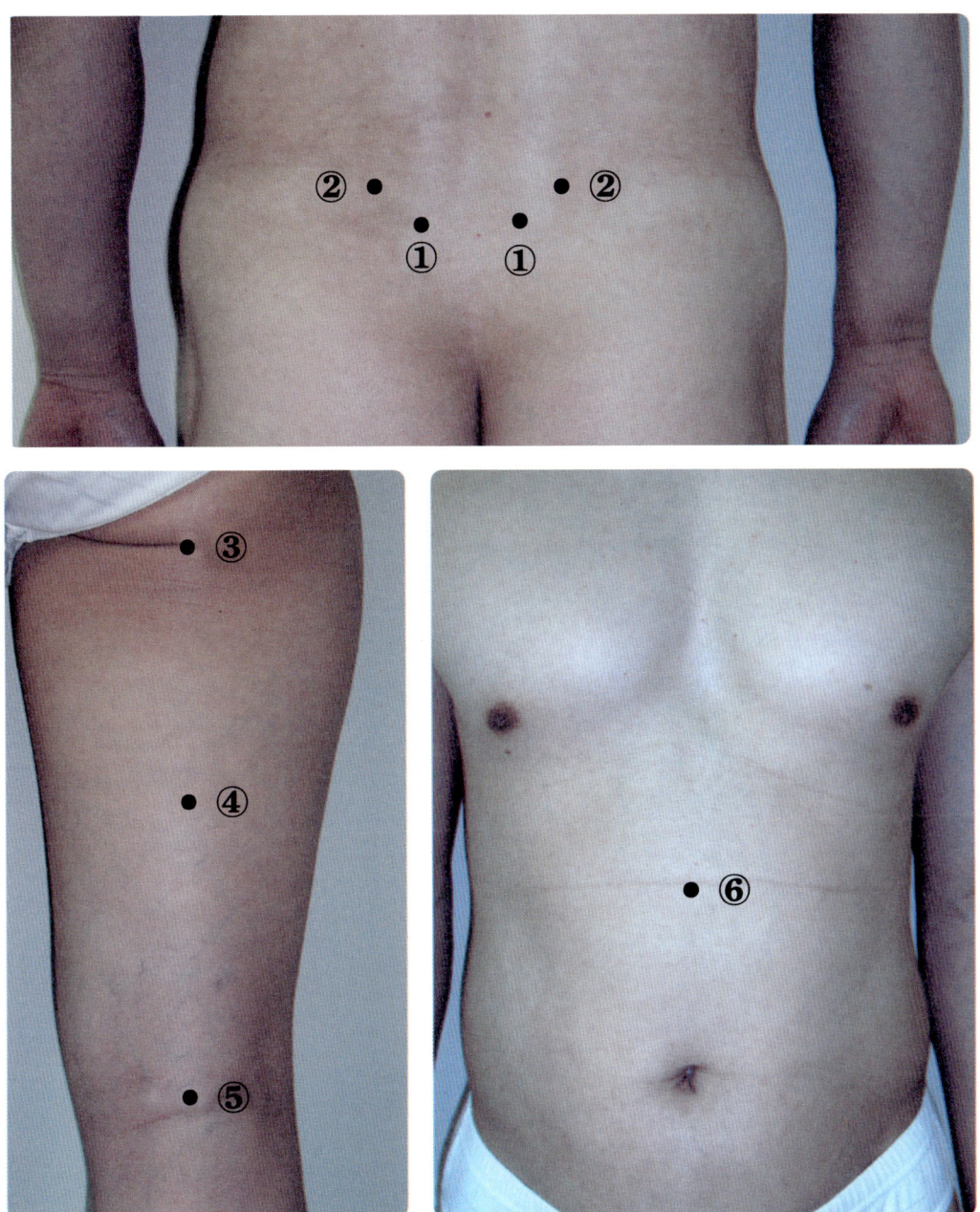

1. 증상

❖ 천골부위가 아프며 엉덩이 밑 부분이 뻐근한 통증을 호소하며, 허리가 잘 펴지지 않고 다리가 땅긴다.

2. 치료방법

① 양쪽 천골 끝 모서리 부분 (용안)

② 장골극 부분

③ 승부

④ 은문

⑤ 위중

⑥ 중완

3. 시술방법

- 깊이 5cm 정도

4. 참고

- 통증은 허리 아랫부분에서 오며 오래 앉아 있다가 일어서면 통증과 함께 허리가 반듯 하게 펴지질 않는다. 누울 때나 일어설 때 주로 통증을 호소한다. 걸어 다닐 땐 별로 통증을 호소하지 않는다.
- 난소염증이나 폐경기가 원인이 되는 경우가 있다.

좌골신경통

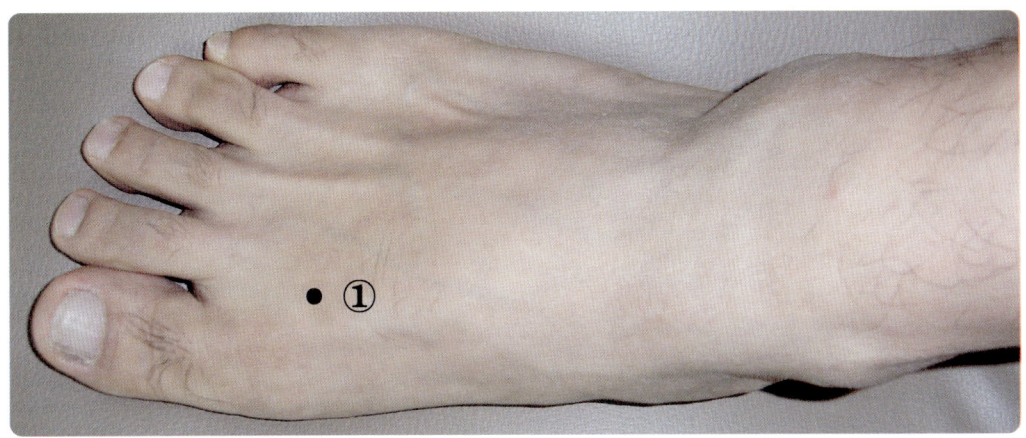
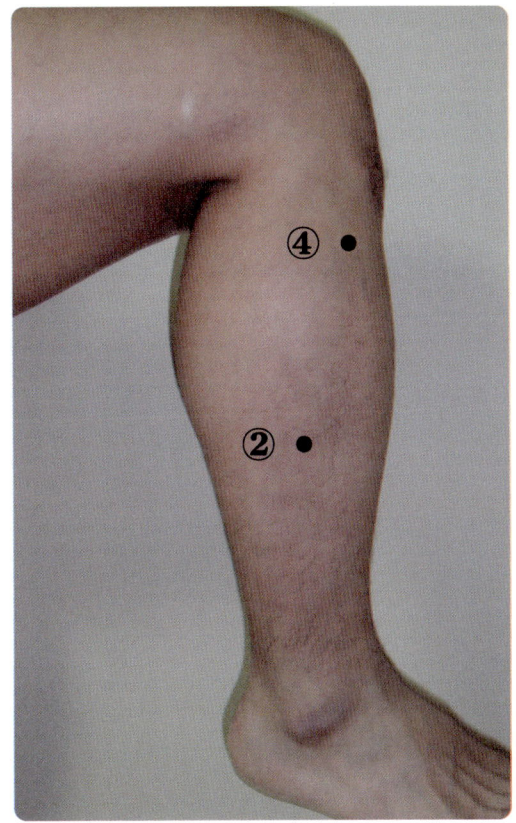
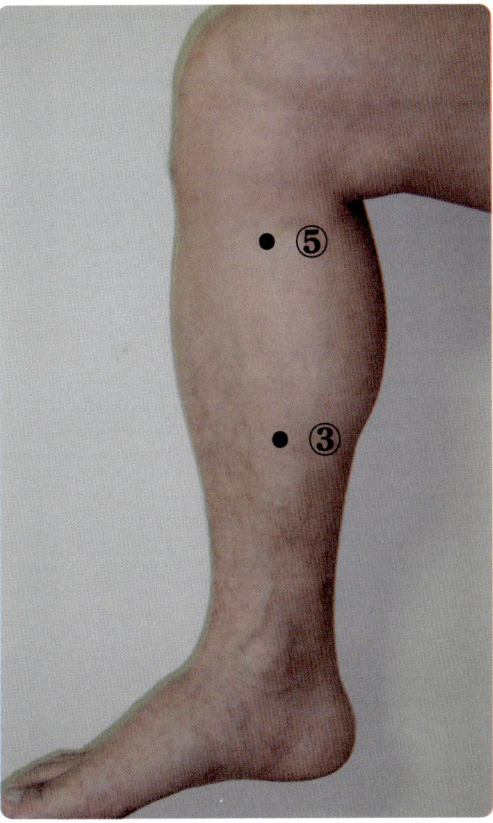

정형외과질환

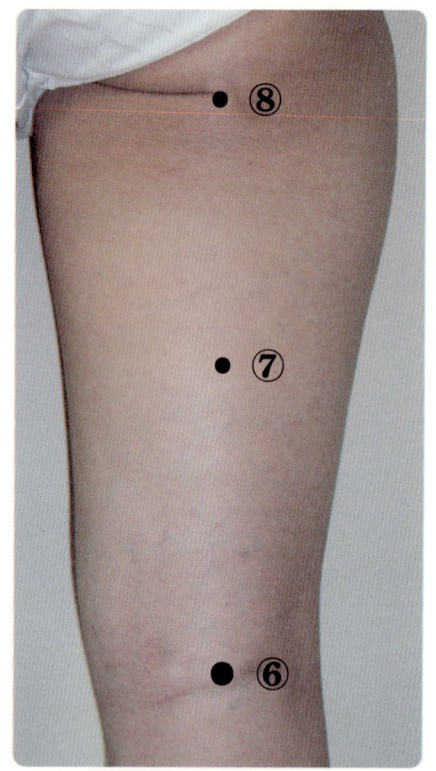
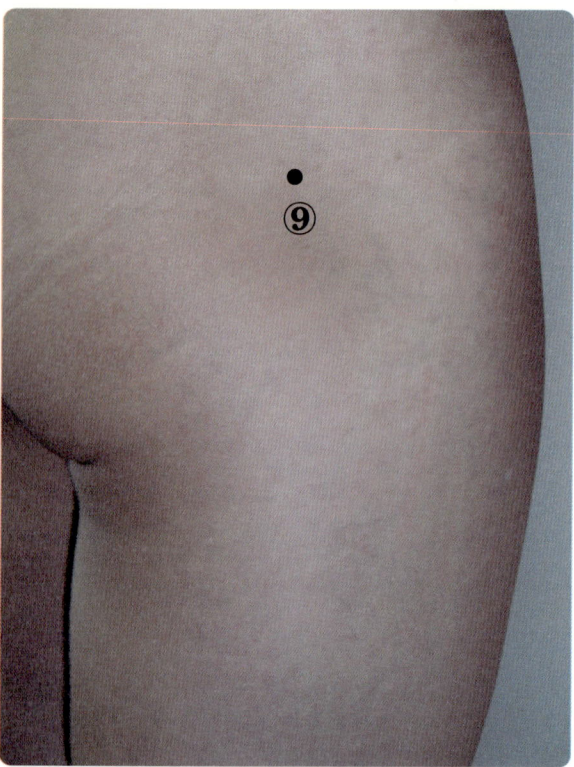
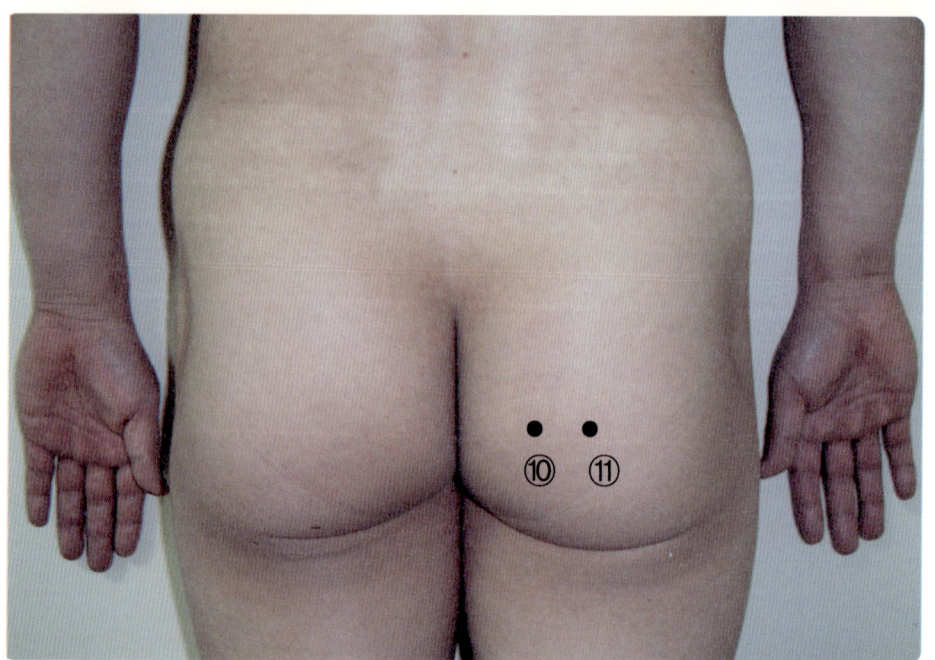

88 노현배 전통한침

1. 증상

- ❖ 허리, 엉덩이 대퇴후면 장딴지 뒷면과 바깥쪽으로 통증이 오고 바깥 복숭아 뼈 쪽으로 통증이 온다.
- ❖ 비가 오거나 날씨가 흐리거나 기온이 내려가면 허리 다리가 무겁고 피부와 근육에 감각이 없다. 통증이 허리에 있는 것이 아니라 엉덩이에서 통증이 시작되어 구부리거나 앉을 때 특히 차에 타려고 할 때 엉덩이와 다리 전체에 통증이 오며 무리하게 일을 하고 나면 통증이 심하게 온다.
- ❖ 심할수록 통증은 다리 밑으로 내려가며 당기고 쑤시며 고춧가루를 뿌려 놓은 것 같은 화끈 거리는 통증을 경험하게 된다.

2. 치료방법

① 태충혈
② 양릉천과 외과첨의 1/2 지점
③ 음릉천하 1치에서 내과첨의 1/2 지점
④ 양릉천
⑤ 음릉천하 1치
⑥ 위중
⑦ 은문
⑧ 승부
⑨ 옆으로 누워서 대퇴골두 끝지점
⑩ 백환유
⑪ 질번

3. 시술방법

- 자침시 순서를 지킬 것

4. 참고

- 다리 밑에서부터 위로 시술한다.

- 처음 통증은 천골 (엉치)에서 엉덩이 쪽으로 통증이 시작 되다가 차차 통증이 다리 쪽으로 내려오며 심하면 다리를 절며 장딴지가 터져 나가는 느낌과 발등 쪽에 고춧가루를 뿌려 놓은 것처럼 화끈 거린다.

- 말초신경의 순환 장애로 오며 심한경우는 진통제를 복용하는 경우도 종종 있다 시술은 여러 번 시행하여야 한다.

대퇴관절

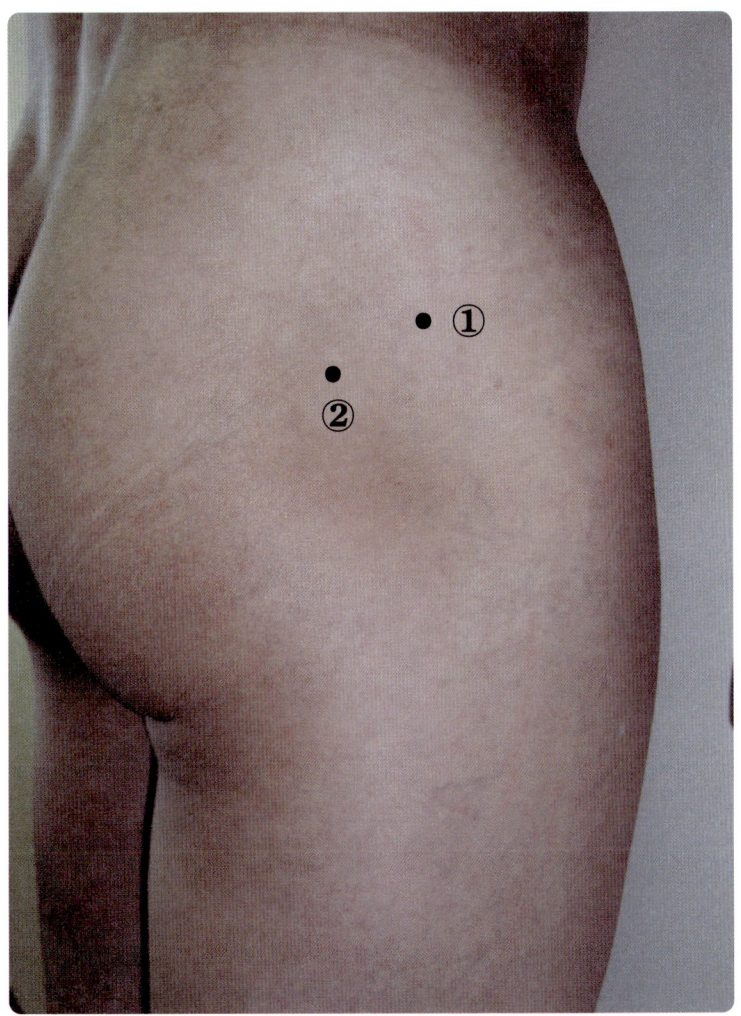

정형외과질환

1. 증상
❖ 겨울철에 미끄러져 넘어지면서 왼쪽골반에 타박을 입어 대퇴골두 부위가 시큰거리고 아프면서 걷기가 힘든 경우

2. 치료방법
① 대퇴골두 끝점에 자침
② 대퇴골두 끝점에서 45° 대각선방향 함몰부위

3. 시술방법
① 대퇴골두 자침시 골두관절강안에 자침해야 하므로 깊이는 8~10cm 깊이 로 자침
② 대퇴골두 자침점에서 천장관절 방향 45°로 2촌 지점에 깊이는 4~5cm 깊이 자침

4. 참고
- 보통 적으로 이른 경우는 관절 사이에 액 (물)이 고여서 수분의 원활한 소통이 되질 않아 통증을 유발하게 된다.
- 시술은 4~5회 반복 하여야 하며 시술은 1회 시술 후 하루 지난 후 시술하며 심한 경우에는 연이여 시술한다. 모든 치료는 위의 방법에 준하여 시술한다.

무릎통증 1

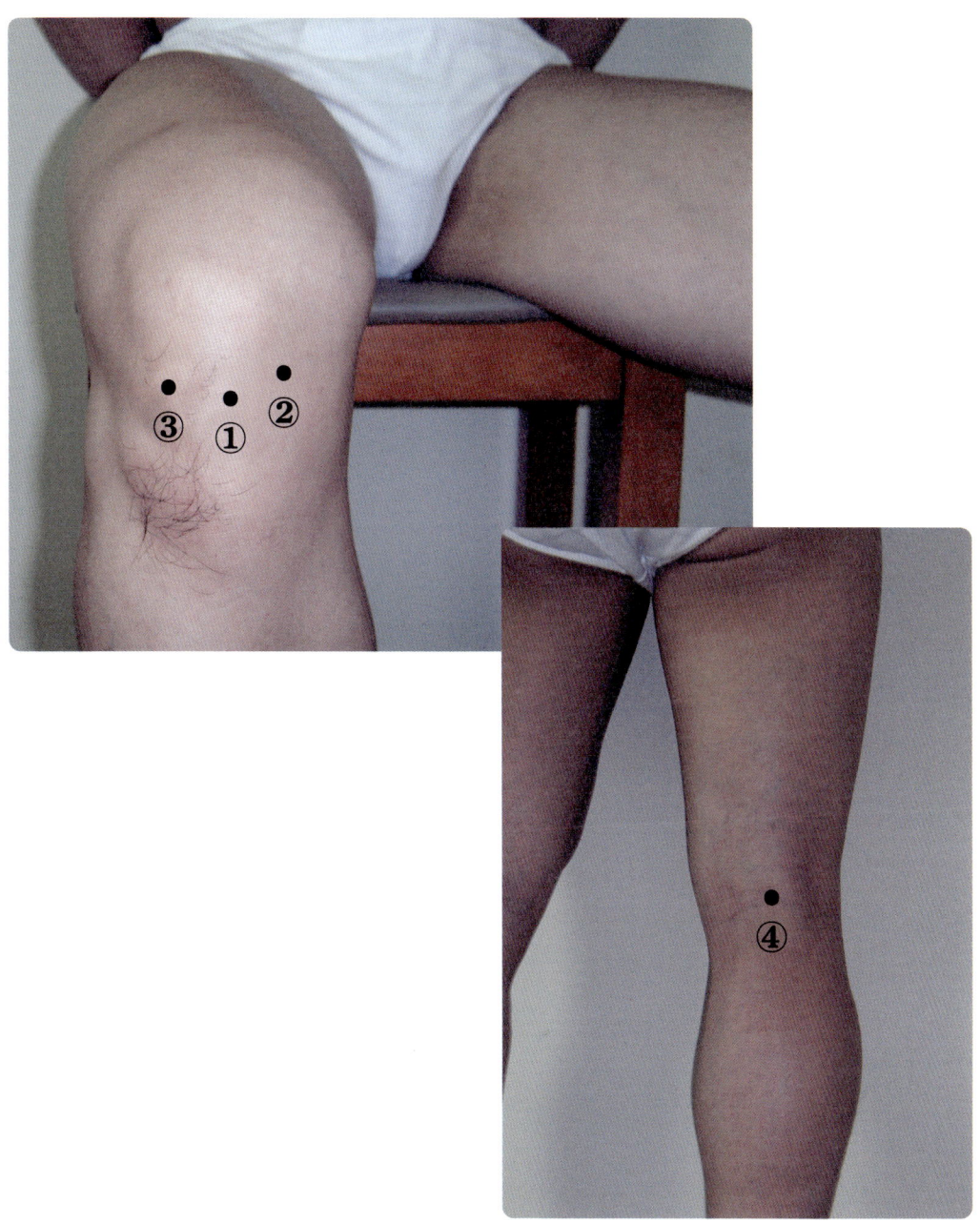

1. 증상
❖ 무릎이 시큰한 다음 계단 오르거나 무거운 물건을 들 때 저리고 뻐근하고 아파서 걷기 곤란한 경우

2. 치료방법
① 슬하 (슬개골 밑)
② 내슬안
③ 독비
④ 위중 상방2cm
⑤ 무릎 안쪽, 바깥쪽 주위 모세혈관 사혈

3. 시술방법
① 독비 직자 관절강 안쪽으로 6~7cm
② 내슬안 직자 관절강 안쪽으로 6~7cm
③ 슬하 직자 관절강 안쪽으로 6~7cm
④ 위중 엎드린 자세에서 위중혈 에서 2cm 위에 자침한다.
⑤ 무릎 주위에 검붉은 모세혈관을 사혈한다.

4. 참고
• 독비 내슬안 슬하 자침시 무릎을 90° 세우고 어깨넓이 만큼 벌려서

침이 관절강 안에 들어가야 효과가 탁월함. 침이 들어갈 때 빡빡하고 시근한 통증이 나타난다. 그 통증을 지나서 조금 더 깊이 넣어야 한다.

- 무릎 통증의 주요 원인은 보통 적으로 염분과 수분의 원활한 소통 즉 순환이 일어나지 못하여 통증을 호소하게 된다.

정형외과질환

무릎통증 2

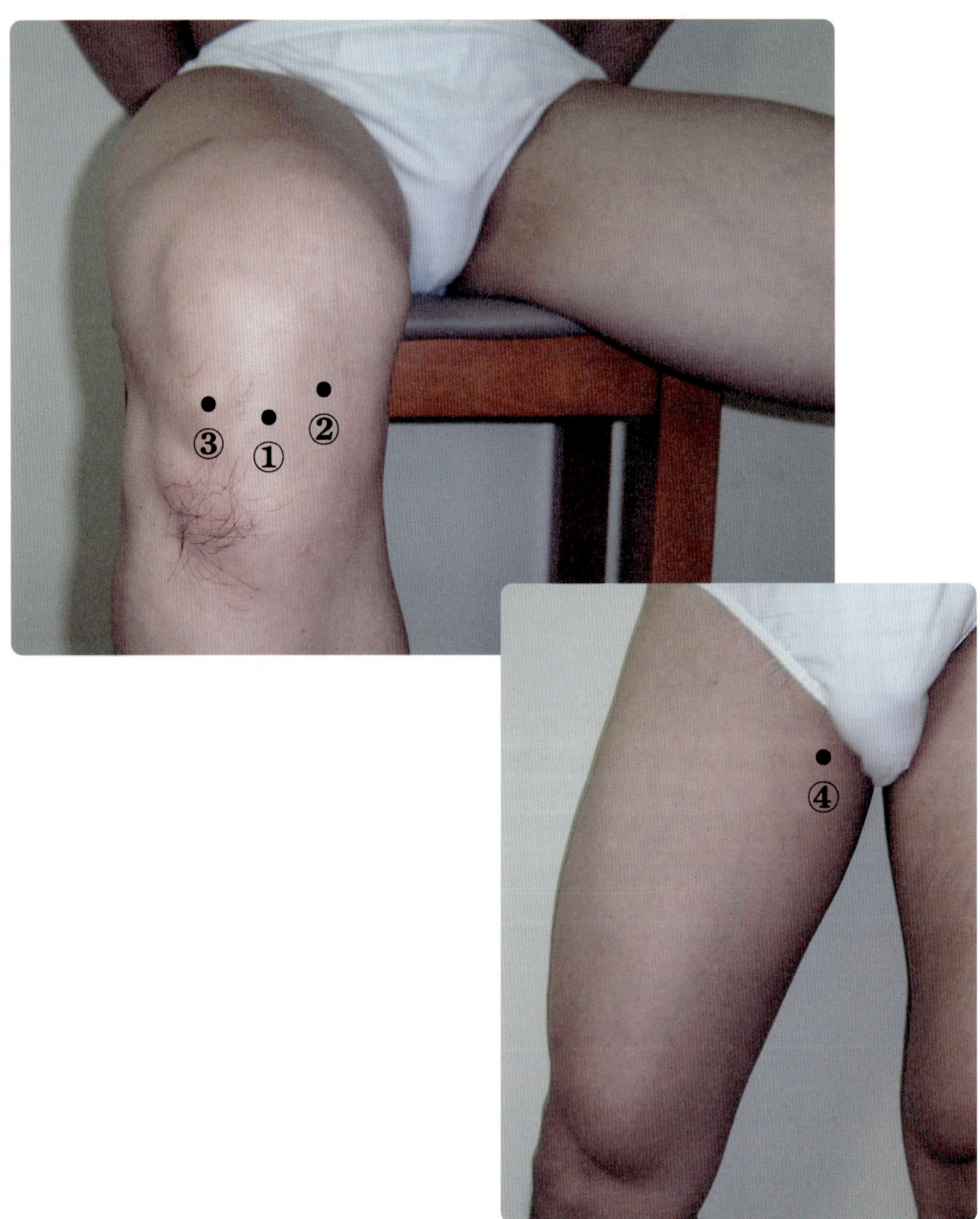

1. 증상

❖ 중년이후 뚱뚱한 여성 중에 무릎이 냉하고 약간 붓고 물이 차고 관절을 움직이면 뚝뚝 소리가 나면서 아픈 경우

2. 치료방법

① 슬하

② 내슬안

③ 독비

④ 서혜부 밑에 굵은 근육을 찾아 잘 고정시킨 후 자침

⑤ 무릎주위사혈

3. 시술방법

① 독비 직자 관절강 안쪽으로 6~7cm

② 내슬안 직자 관절강 안쪽으로 6~7cm

③ 슬하 직자 관절강 안쪽으로 6~7cm

④ 사혈시 무릎 주위에 검붉은 모세혈관을 사혈한다

⑤ 사타구니 안쪽 힘줄 (장내전근)을 잘 잡고서 힘줄에다 놓는다.

4. 참고

- 4~5회 반복해서 시술한다.

정형외과질환

- 무릎 통증의 주요 원인은 보통 적으로 염분과 수분의 원활한 소통 즉 순환이 일어나지 못하여 통증을 호소하게 된다.

무릎통증 3

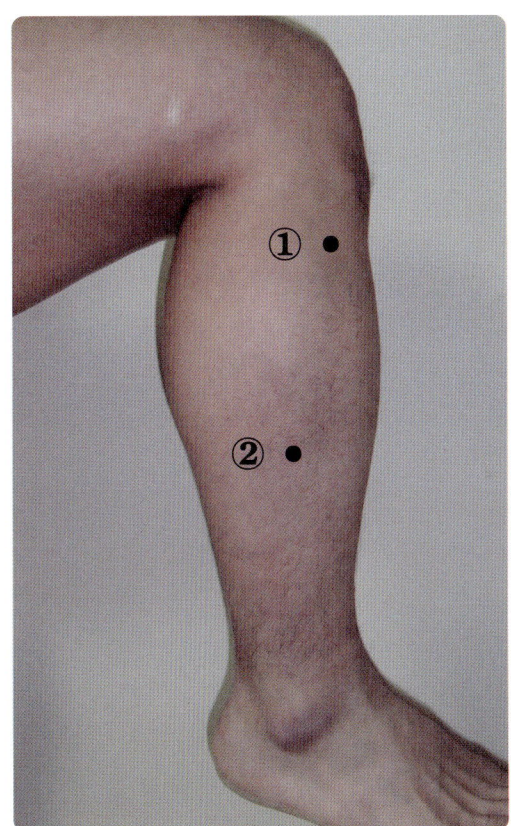
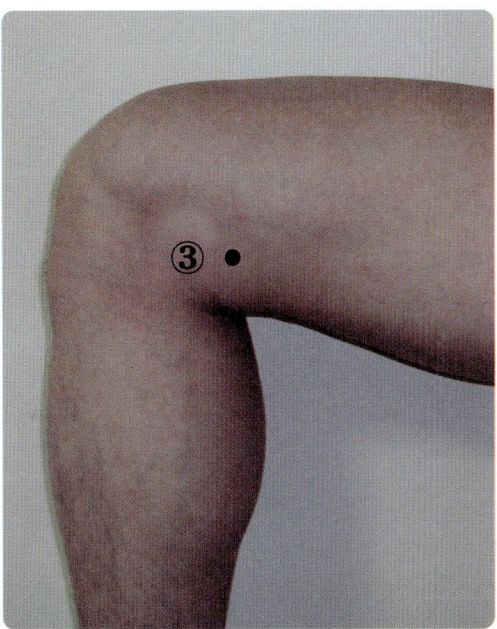
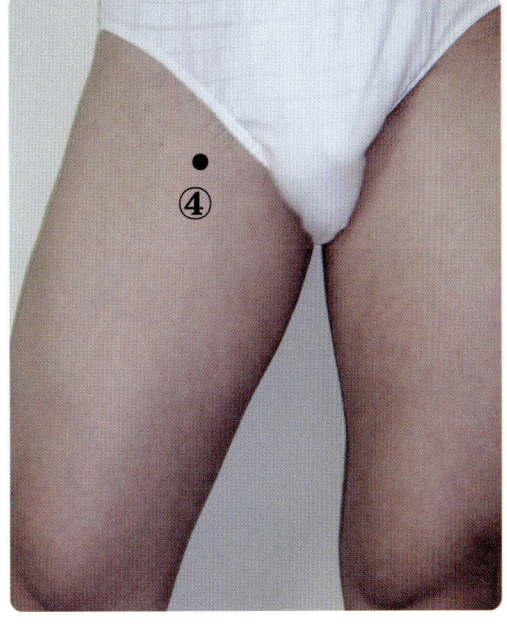

1. 증상

❖ 나이가 많이 드신 노인들 중에는 외관상 관절의 변화는 없으나 활동에 지장을 가져오며 뼈와 뼈가 맞닿는 기분이 들면서 심한 통증을 호소하는 경우

2. 치료방법

① 양릉천 (5~6cm)

② 외구부위 (장딴지 경골과 비골사이)

③ 곡천 (5~6cm)

④ 서혜부 인대 바로 위쪽 허공 (7~8cm)

3. 시술방법

① 서혜부 인대 부근의 허공에 놓으면 찡하는 느낌이 온다.

② 외구혈은 환자의 비장근이 끝나는 지점에서 경골과 비골사이에 놓는다. 기준은 항상 환자의 장딴지가 끝나는 지점을 기준으로 한다.

③ 사타구니 안쪽 힘줄 옆 근육사이 (허공)에 놓는다.

4. 참고

- 4~5회 반복해서 시술한다.
- 무릎 통증의 주요 원인은 보통 적으로 염분과 수분의 원활한 소통 즉 순환이 일어나지 못하여 통증을 호소하게 된다.

정형외과질환

경추

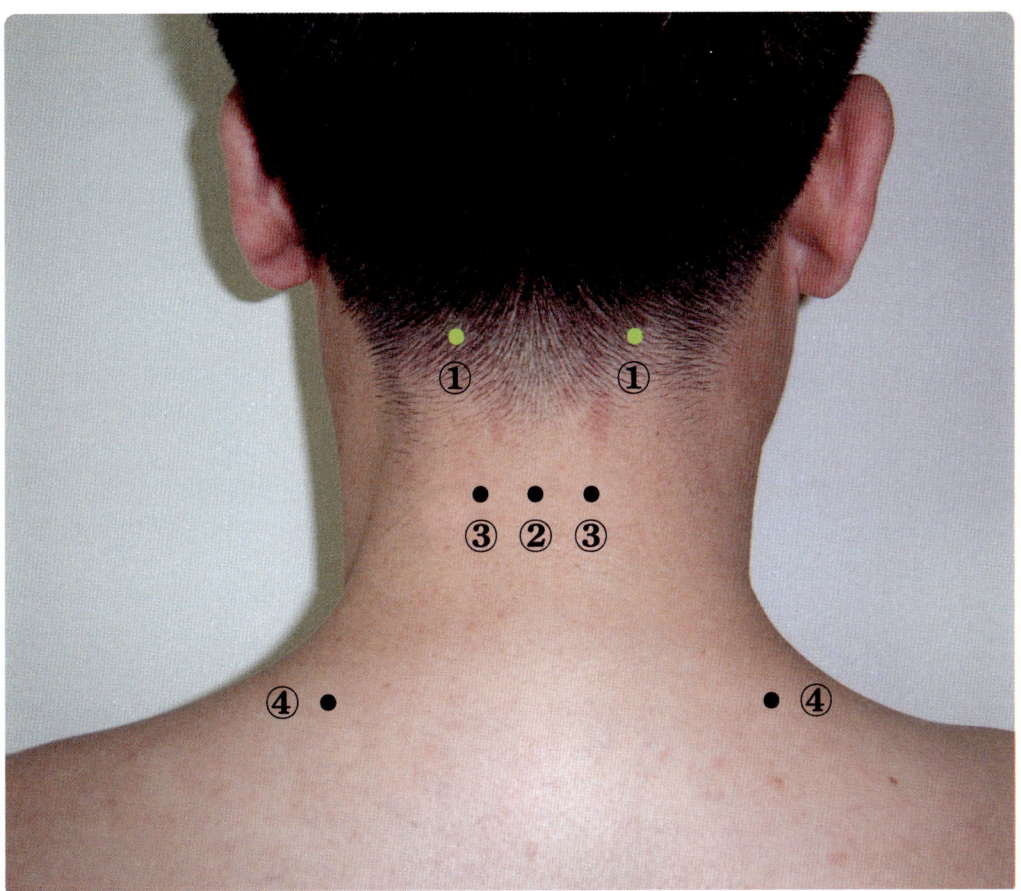

1. 증상

❖ 오랜 시간 목을 구부리고 일하거나 베개를 잘못 베고 자거나 하여 한쪽 목이 당기고 아파서 목을 돌리거나 구부리지 못하는 경우 보통 자고 일어났을 때 목이 안돌아가는 경우이다.

2. 치료방법

① 풍지

② 후두골 끝부분에서 대추혈의 1/2지점

③ 목 가운데 ❷번에서 좌우 1치 3푼

④ 목과 어깨의 경계부위 근육에 놓는다 (좌, 우)

3. 시술방법

- 목과 어깨의 경계부위 시술 시 손가락으로 살짝 만져서 힘줄을 찾아야 한다. 꼬들꼬들한 실타래 같은 느낌을 주는 근육위에 놓는다.

4. 참고

- 1~2회 반복한다.

목 디스크

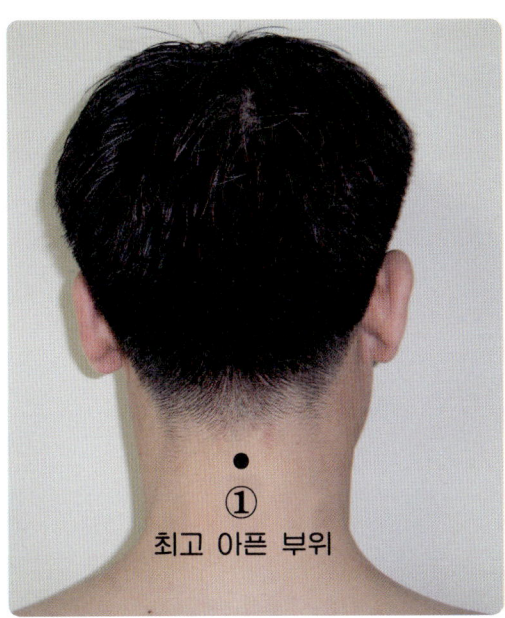

① 최고 아픈 부위

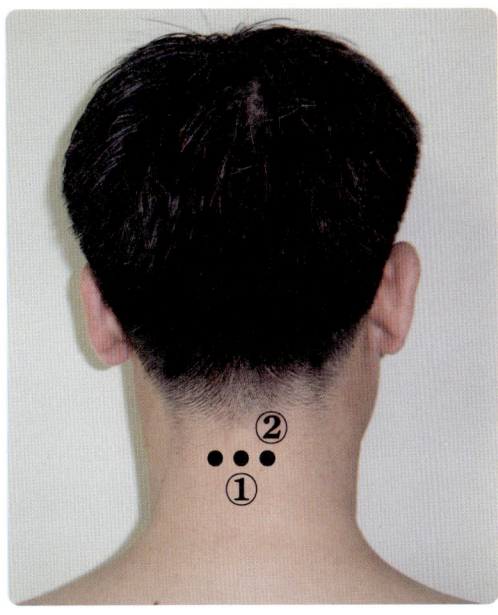

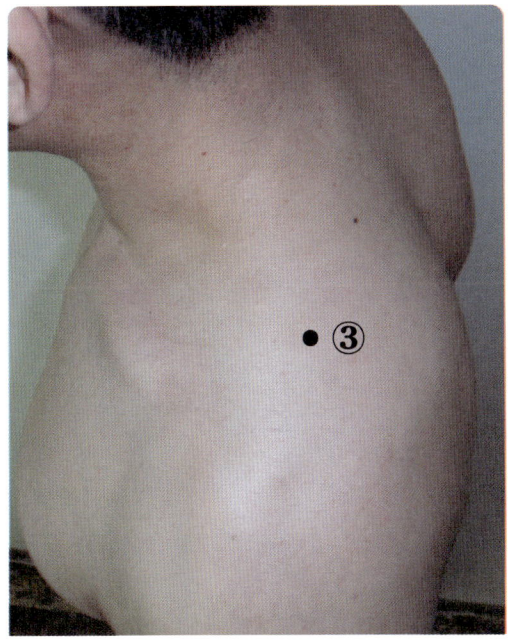

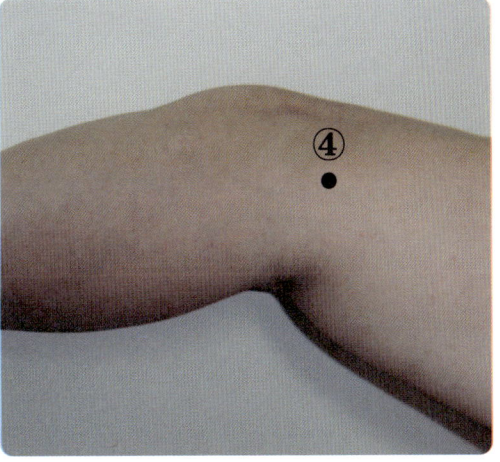

정형외과질환

1. 증상

❖ 자동차 추돌 후나 심한 운동 후 목에 큰 충격을 받아서 병원에서 추간판 탈출증으로 진단을 받은 경우 또는 일상생활에서 목뼈를 누르면 아프면서 손이 저린 감과 함께 힘이 없는 증상

2. 치료방법

① 아시혈 (최고 아픈 부위)

② 아시혈에서 좌, 우 1치

③ 견정 후방한치

④ 곡지

3. 시술방법

① 아시혈은 경추 극돌기에 직자로 극돌기를 뚫고서 손에 찌릿한 침감이 와야 한다.

② 아시혈에서 좌, 우 1치 부위는 사자로 자침하고 손에 찌릿한 침감이 와야 한다.

③ 견정후방한치 자침시 굵은 근육위에 침을 직자로 놓으면 견갑극에 닿게 되어 더 이상 들어가지 않는다.

4. 참고

• 팔이 많이 저리다가 심할수록 통증은 아래 손 쪽으로 저리며 더심

해지면 손에 고춧가루를 뿌려 놓은 것처럼 화끈 그린다. 통증이 감소해지면 앞의 증상들의 역순으로 나타나며 우리한 증상이 나타난다. 우리한 증상은 디스크의 초기증상으로 보며 보통 적으로 오래 가는 예가 많다 하지만 통증은 미약하며 오래지 않아 소멸된다.

- 치료는 5~8회 반복 시술한다.

항강증

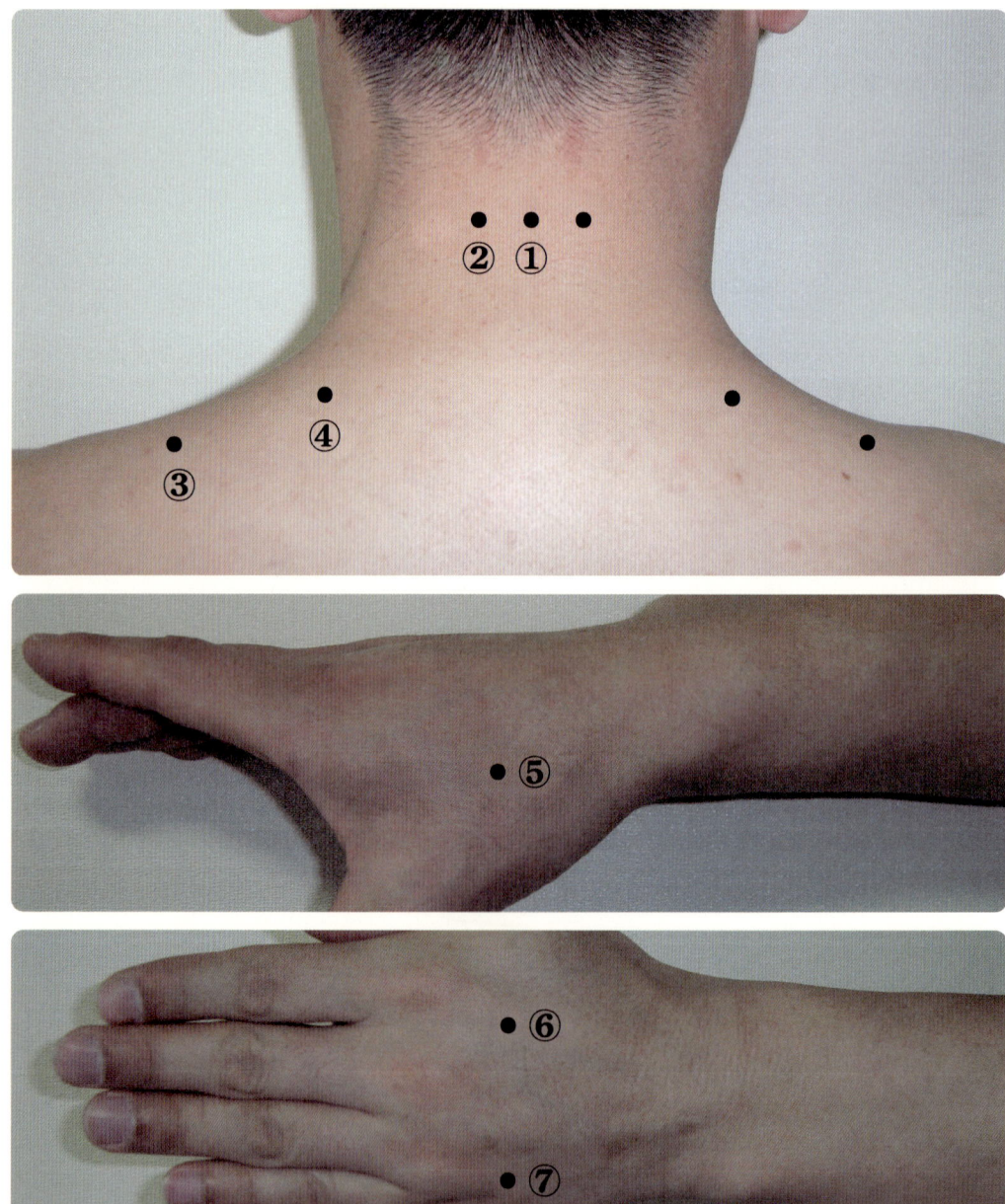

정형외과질환

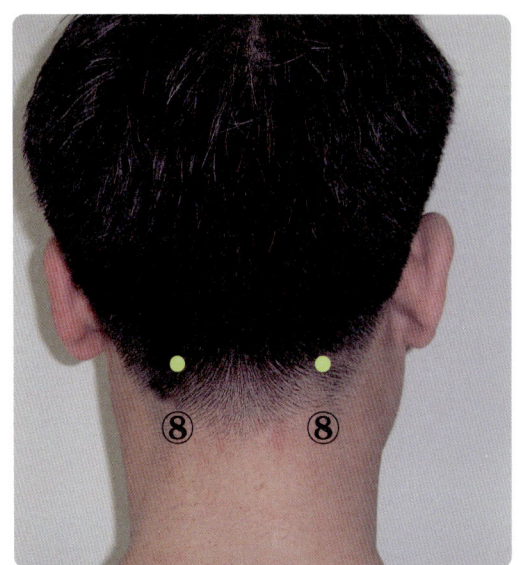

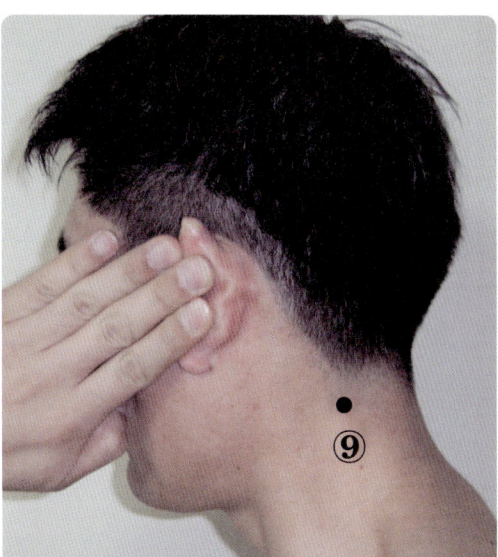

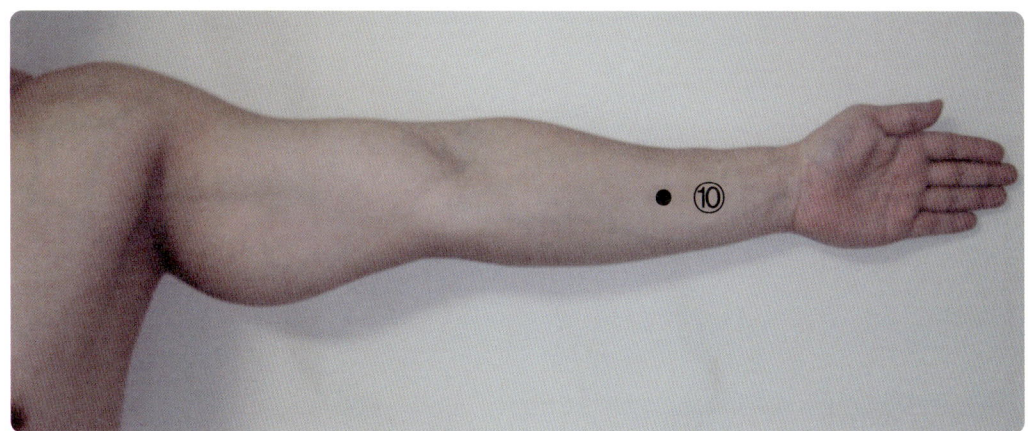

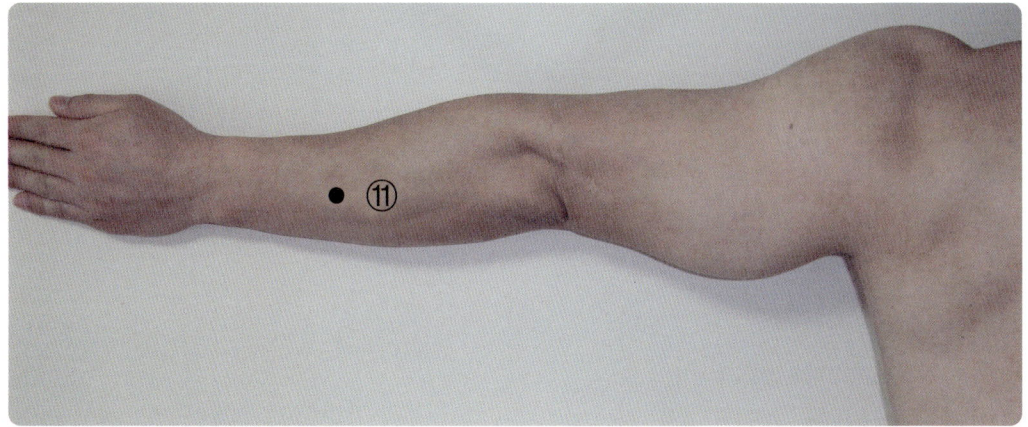

1. 증상

❖ 원인 없이 목이 뻣뻣하고 아프면서 움직이기 힘들고 목을 움직이면 소리가 나고 뒷목부위도 아프고 어깨도 저리고 아픈 쪽으로 움직이면 손가락이 저린 경우

2. 치료방법

① 후두골 끝부분에서 대추혈의 1/2지점

② 목가운데 ❶번에서 좌우 1치 3푼

③ 견정 (힘줄)

④ 목과 어깨의 경계부위 근육에 놓는다.

⑤ 합곡

⑥ 2~3번째 중수골 사이 끝점 (갈라지는 점)

⑦ 4~5번째 중수골 사이 끝점 (갈라지는 점)

⑧ 풍지

⑨ 유양돌기 조금 밑 부분에 실타래 같은 근육을 찾아서 그 위에 자침한다.

⑩ 극문

⑪ 사독

3. 시술방법

① 합곡과 중수골 취혈 시 2~3cm 깊이 직자

② 극문혈과 사독혈은 4~5cm 깊이 직자

③ 모두 다 긁고 튕긴다.

4. 참고

- 여자의 경우 임신 시 손등에 침을 놓으면 유산이 될 확률이 높으니 주의해야 한다.
- 1~2회 반복 시술한다.

※ 손가락이 저리지 않는 경우에는 팔에 있는 치료점은 시술하지 않는다.

정형외과질환

견갑골통

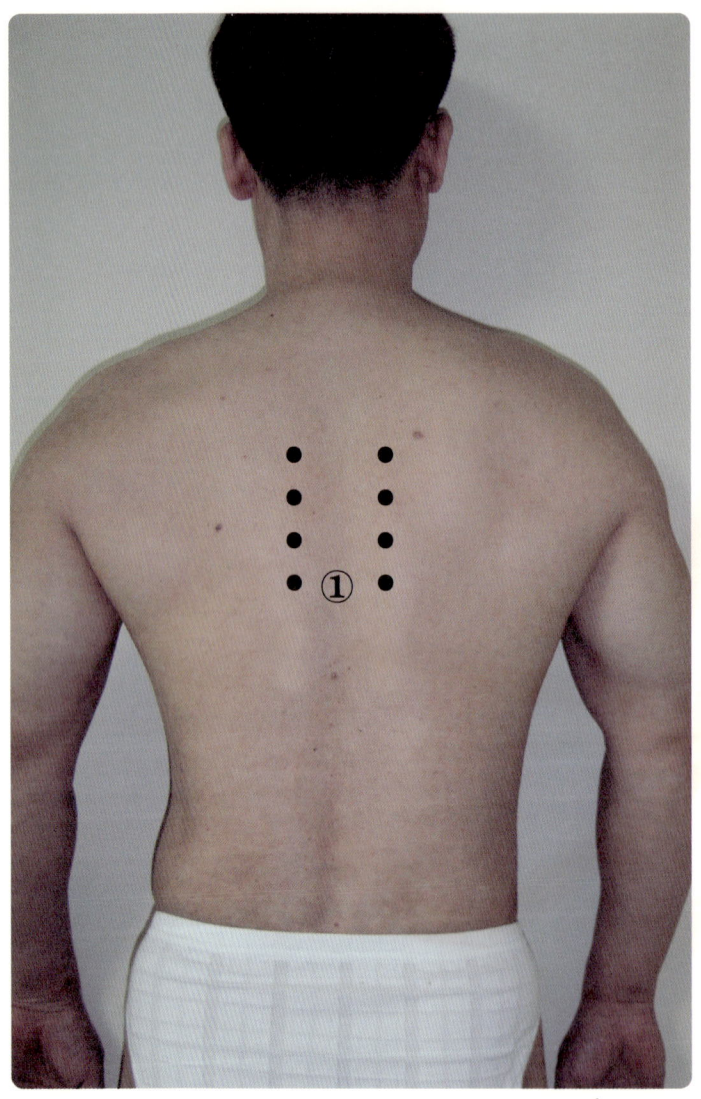

1. 증상

❖ 견갑골 사이가 아파서 어깨를 움직이거나 팔을 쓸 때 결려서 움직이지 못하는 경우

2. 치료방법

- 견봉에서 12번 늑골과의 1/2 지점에서 상방으로 한치 (3cm)간격으로 3대 놓는다.

3. 시술방법

- 시술점 부근의 아픈 부위를 찾아서 가슴이 결릴 때까지 넣어야 한다. 깊이는 1~2cm 정도

4. 참고

- 시술 시 침이 폐를 찌르면 위험하므로 1~2cm 이상은 놓지 않는다.
- 침을 맞고 나면 통증이 더 심해지다가 차차 소멸된다. 1일이면 통증이 50% 정도 감소하고 2일 지나면 완전히 통증이 소멸 된다.

견통

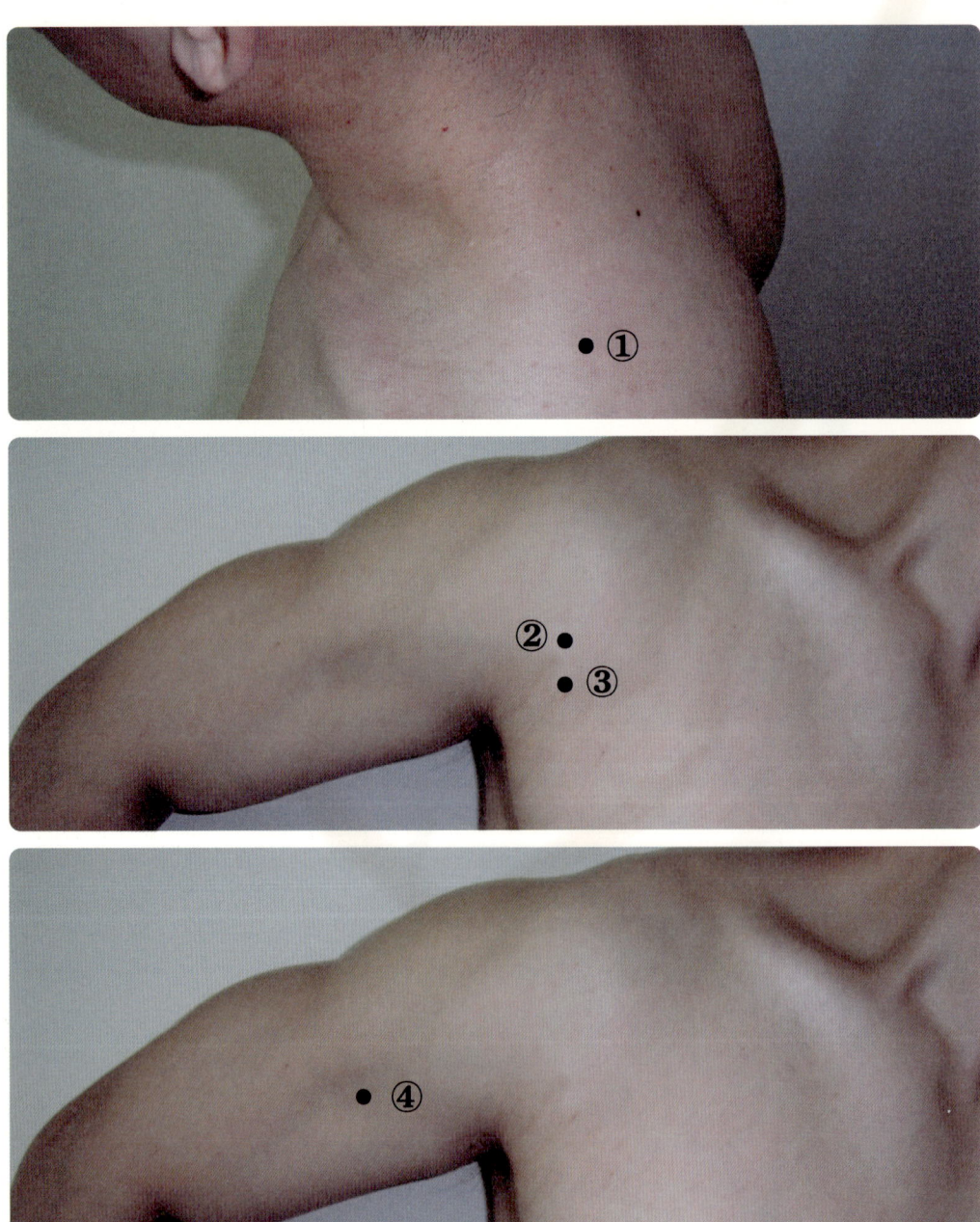

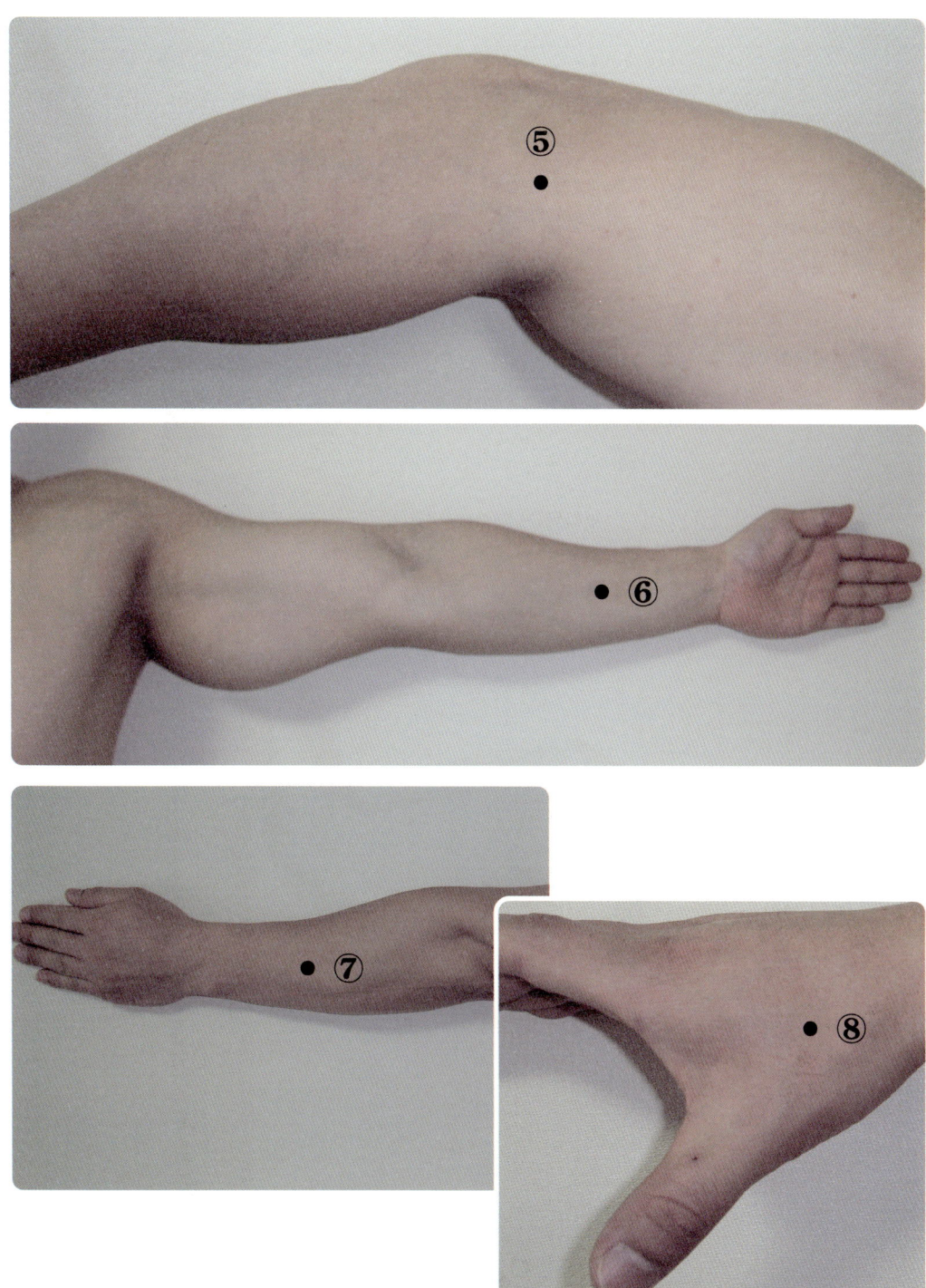

1. 증상

❖ 어깨의 아픈 통증을 오래 방치한 경우 어깨와 더불어 팔이 저린 감이 있고 팔에 힘이 없고 팔을 들 때 통증이 심하여 들지 못하는 경우

2. 치료방법

① 견정 (힘줄)

② 오훼돌기 밑

③ 오훼돌기 1치 아래 실타래같이 만져지는 곳.

④ 상완골과 이두박근 사이

⑤ 곡지

⑥ 극문

⑦ 사독

⑧ 합곡

3. 시술방법

① 깊이는 5~6cm

② 상완골과 이두박근 사이 자침시 삼두박근을 향해 직자로 자침

4. 참고

상박신경통

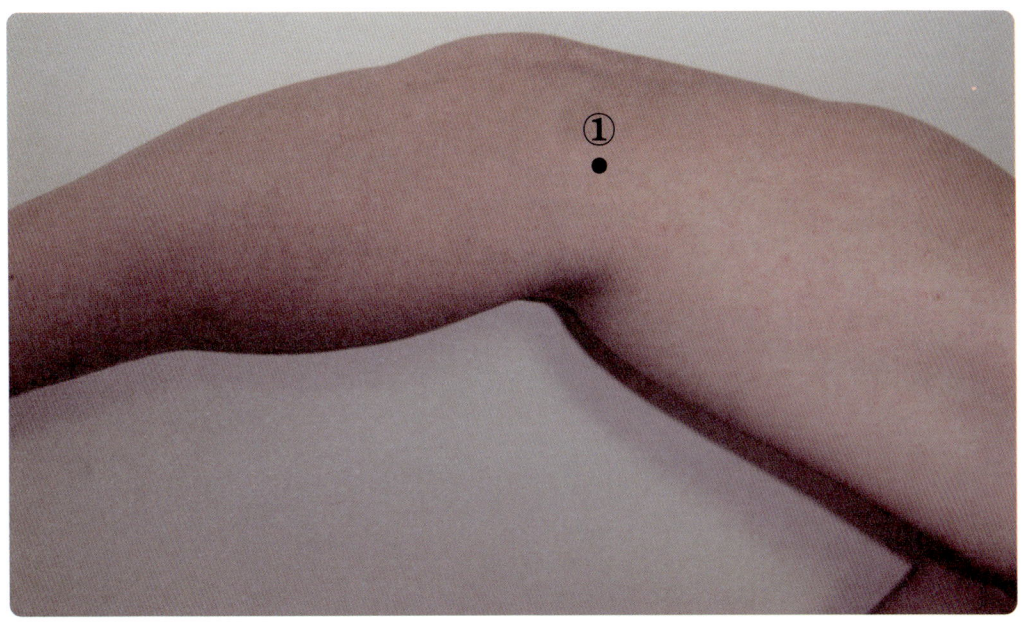

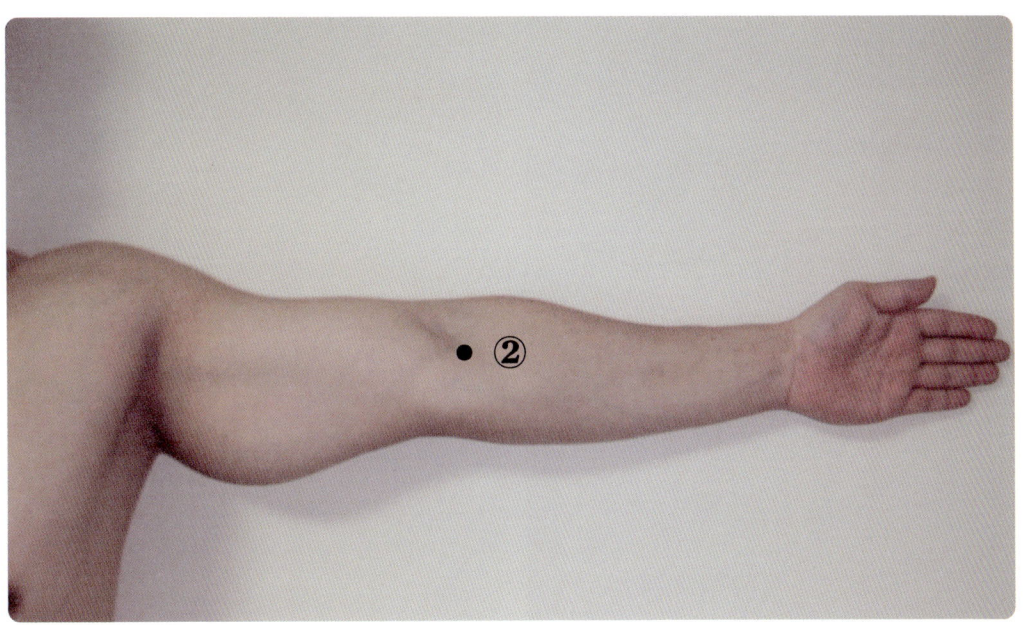

정형외과질환

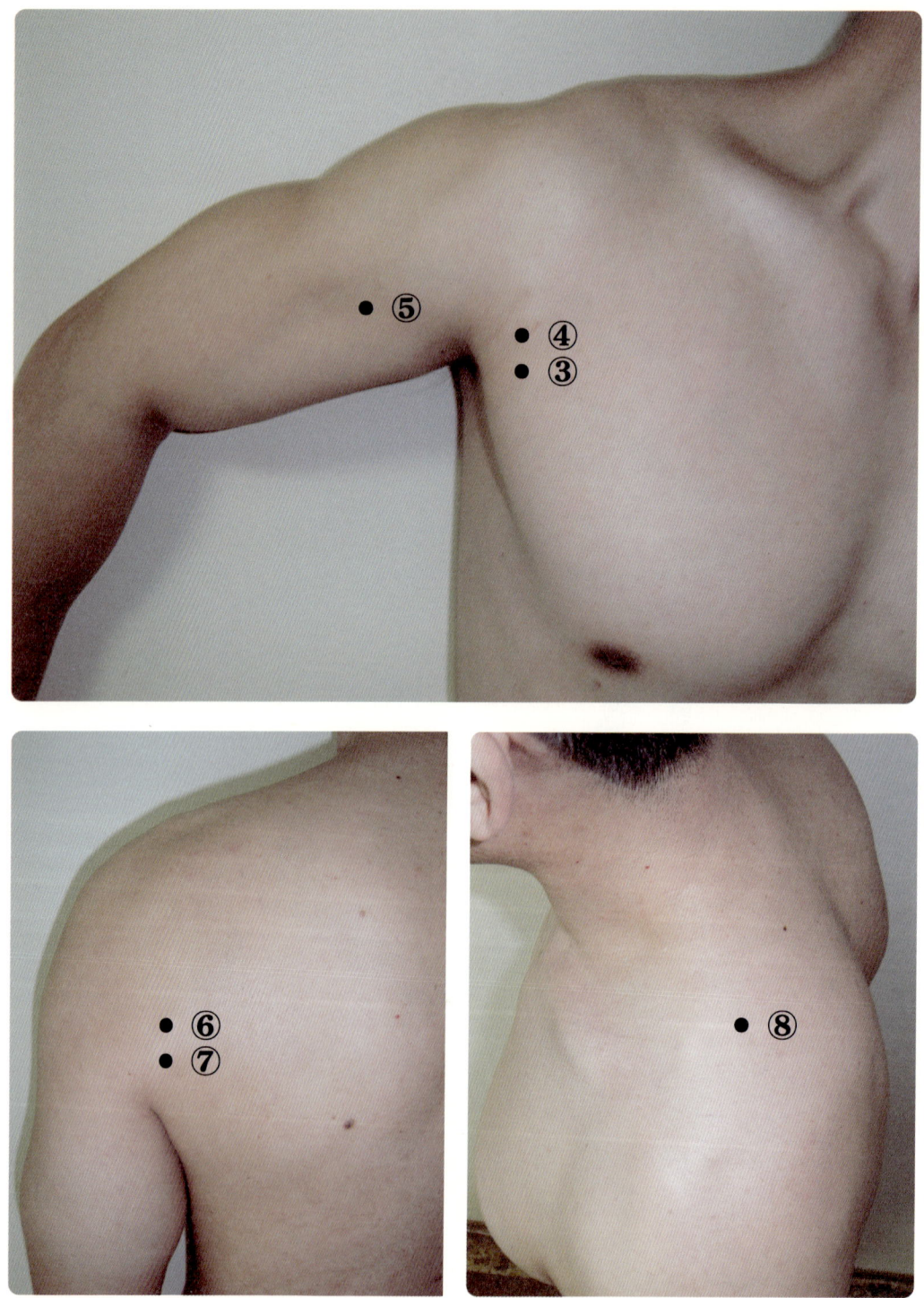

1. 증상
❖ 무거운 물건을 든 후 팔이 저리며, 힘이 없고 아파서 앞뒤로 팔을 움직이기 힘들고, 움직일 때 마다 팔이 몹시 아픈 경우

2. 치료방법
① 곡지

② 주횡문 중앙

③ 오훼돌기 1치아래 실타래같이 만져지는 곳

④ 오훼돌기 밑

⑤ 상완골과 이두박근 사이

⑥ 견정(소장경)

⑦ ❻번 밑 부분의 근육 부위 (극하근 부위)

⑧ 견정 (단단한 힘줄부위)

3. 시술방법
① 상완골과 이두박근 사이는 직자한다. (깊이는 4~5cm)

② 견정혈에서 한치뒤로 가면 단단한 근육이 잡힌다. 여기에 자침하면 견갑극에 닿는다.

4. 참고

정형외과질환

팔꿈치 통증

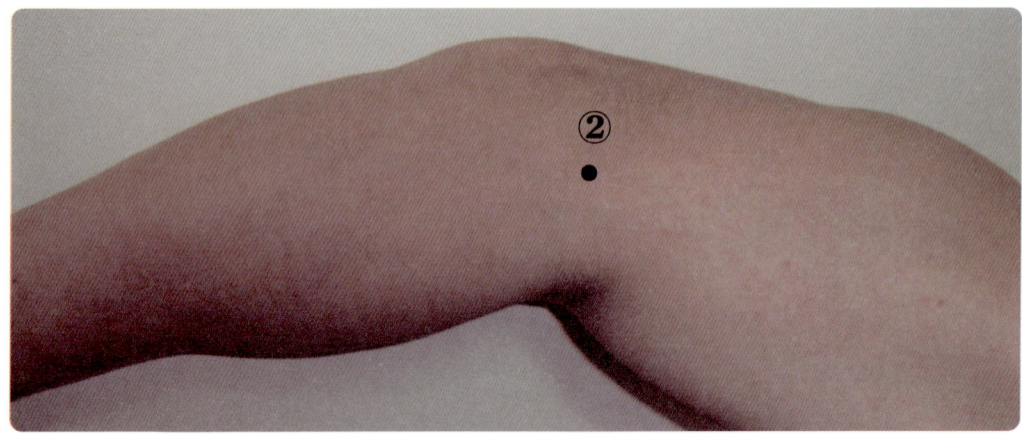

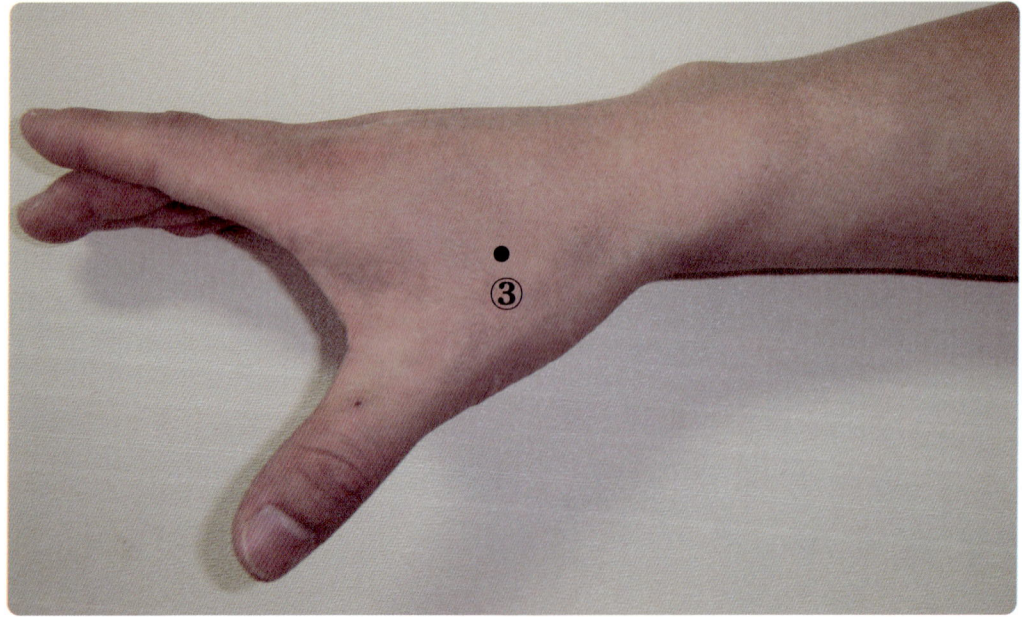

1. 증상

❖ 테니스나 드라이브 작업 또는 팔을 많이 사용한 경우에 팔꿈치 통증을 호소하고 팔을 돌리지도 못하고 물건을 들면 통증을 호소한다.

2. 치료방법

① 팔꿈치 주위에 검붉은 모세혈관 사혈

② 곡지

③ 합곡

3. 시술방법

① 팔꿈치 주위 검붉은 작은 모세혈관 사혈시 피가 흘러 내려 멈출 때까지 놓아둔다.

② 곡지 4~5cm 직자

③ 합곡은 엄지와 검지 사이 뼈가 갈라지는 끝점에 자침한다.

4. 참고

- 팔꿈치 통증이 심한 사람은 숟가락도 잘 들지 못한다. 그리고 통증이 팔꿈치 아래에서 팔목 까지 통증이 방사 되는 경우도 있다.
- 팔꿈치 통증은 꼭 검붉은 피를 찾아 사혈 해주어야 한다. 그래야 통증이 빨리 없어진다.

악관절염

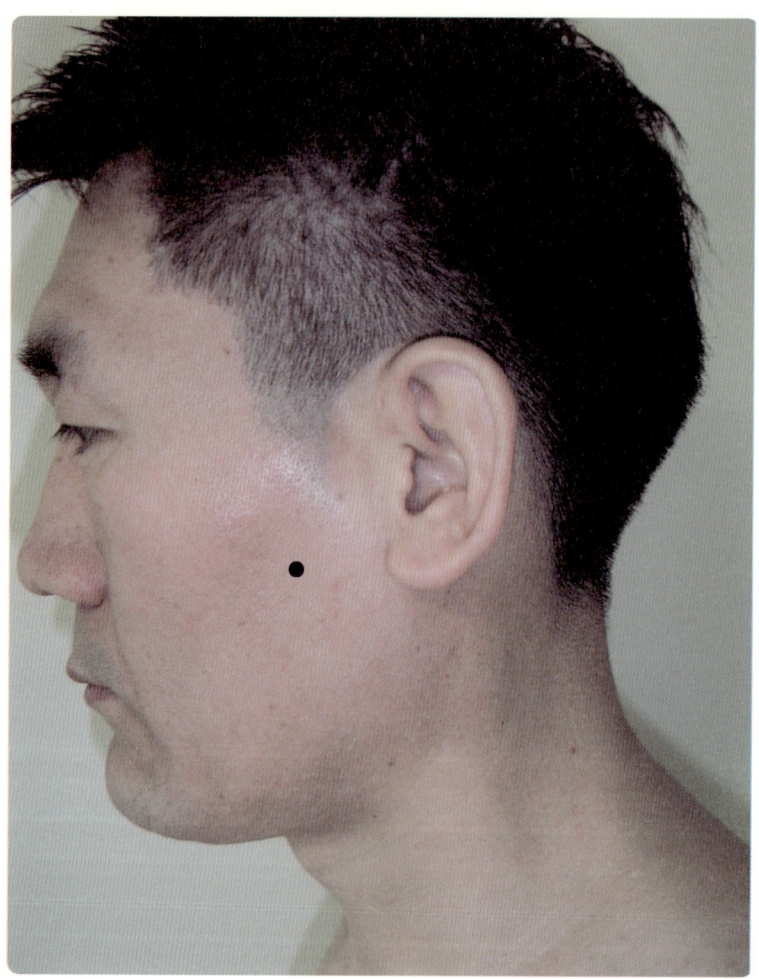

1. 증상

❖ 주먹으로 맞았거나 하품을 크게 벌려 하악관절이 비틀려 뻐근하고 소리도 나며 입을 벌릴 때 아프고 음식물을 씹을 때 힘이 없다. 입을 벌릴 때 통증이 심할 경우

2. 치료방법

- 하악골의 관절돌기 사이

3. 시술방법

① 침을 2~3cm 길이로 자침하고 5분정도 놓아둔다.
② 가는 호침을 사용한다.
③ 관절돌기를 찾을 때 입을 벌렸다, 닫았다, 하면서 찾는다.

4. 참고

- 보통 적으로 입이 잘 벌려 지지 않을 때이며 딱딱한 것을 씹을 수가 없다. 또한 입을 크게 벌리지 못하며 입을 벌릴 때 턱의 통증을 호소하게 된다. 그리고 입을 벌릴 경우 턱에서 둔탁한 소리가 종종 나는 경우도 있다. 이럴 경우 침을 좀 오랫동안 긁고 튕기며 약 5분 동안 놓아두어도 괜찮다.

신경계 질환

통풍 / 124
삼차신경통1 / 126
삼차신경통2 / 128
상완신경통 / 130
늑간신경통 / 132
설인신경통 / 134
신경쇠약증 / 136
구안와사 / 139
손 저림 / 143
수전증, 요두증 / 146
치풍하초 / 149
버거씨 / 152
중풍 1 / 155
중풍 2 / 161

통풍

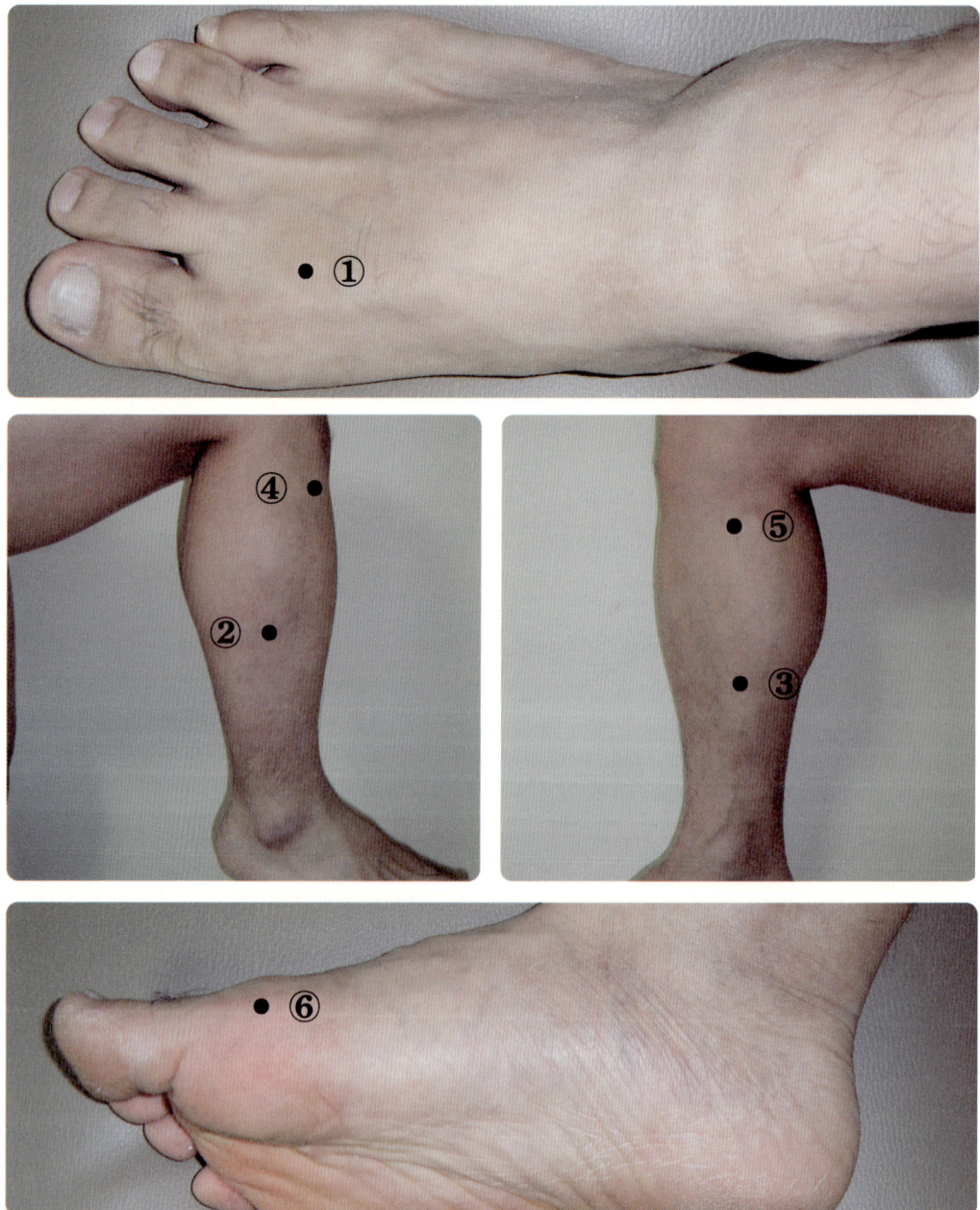

1. 증상

❖ 평소 아무렇지도 않은 엄지발가락이 빨갛게 붓고 열이 나면서 건드리기라도 하면 참을 수 없는 통증이 있으며 술이나 담배 피로할 경우 통증이 심하다.

2. 치료방법

① 태충혈

② 양릉천과 외과첨의 1/2 지점

③ 음릉천 하 1치에서 내과첨의 1/2 지점

④ 양릉천

⑤ 음릉천 하 1치

⑥ 압통점

3. 시술방법

- 압통 점에 바로 자침하면 역효과가 날 수 있기 때문에 치료 순서를 지킬 것.

4. 참고

- 치료 중에는 음주나 등산은 삼가는 것이 좋으며 술 담배 돼지고기를 삼가하며 푹 쉬는 것이 도움이 된다.

삼차 신경통 1

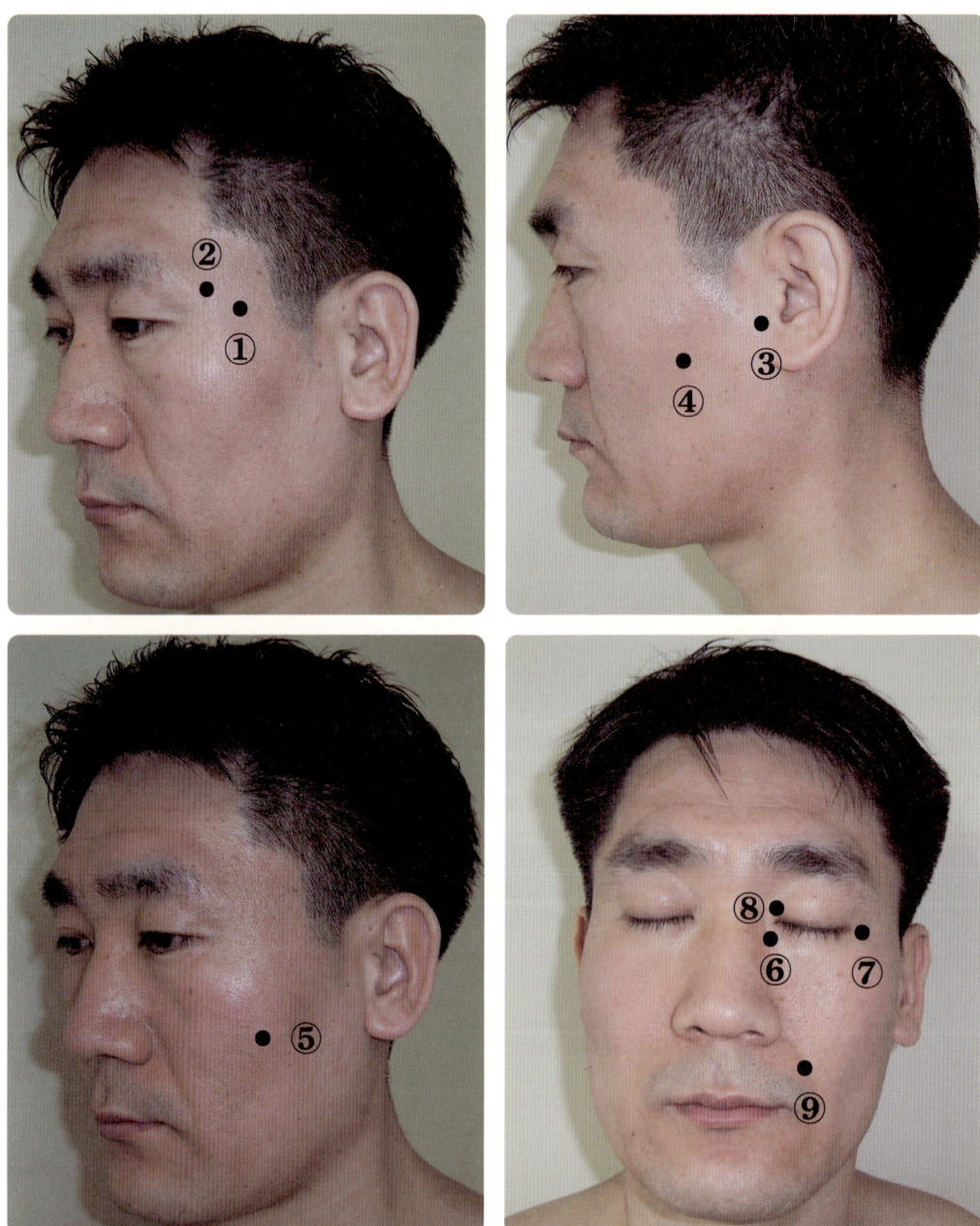

1. 증상

❖ 입술, 코옆, 눈언저리에 통증이 갑자기 벼락같이 나타나는데 마치 칼로 베는 듯 송곳으로 찌르는 듯 순간적으로 나타나고 시간은 대중이 없고 밥을 먹거나 이빨을 닦을 때도 나타난다.

2. 치료방법

① 태양혈   ② 사죽공
③ 청회   ④ 하관
⑤ 관료   ⑥ 눈물샘 자리 뼈끝 지점
⑦ 동자료   ⑧ 정명 부위 뼈끝지점
⑨ 지창혈 상방 1치 혈관뛰는 자리

3. 시술방법

① 관료. 하관은 조금 깊이 자침해도 관계없으나 다른 혈자리는 뼈가 있어 깊이 들어가지 않는다. 비순구 부위 혈관 뛰는 자리는 그 자리에 직접 자침한다.

② 눈물샘 자리와 정명부위는 눈안쪽이 아니라, 뼈끝이므로 눈안쪽으로 침이 들어가면 잘못된 취혈이다.

4. 참고

삼차신경통 2

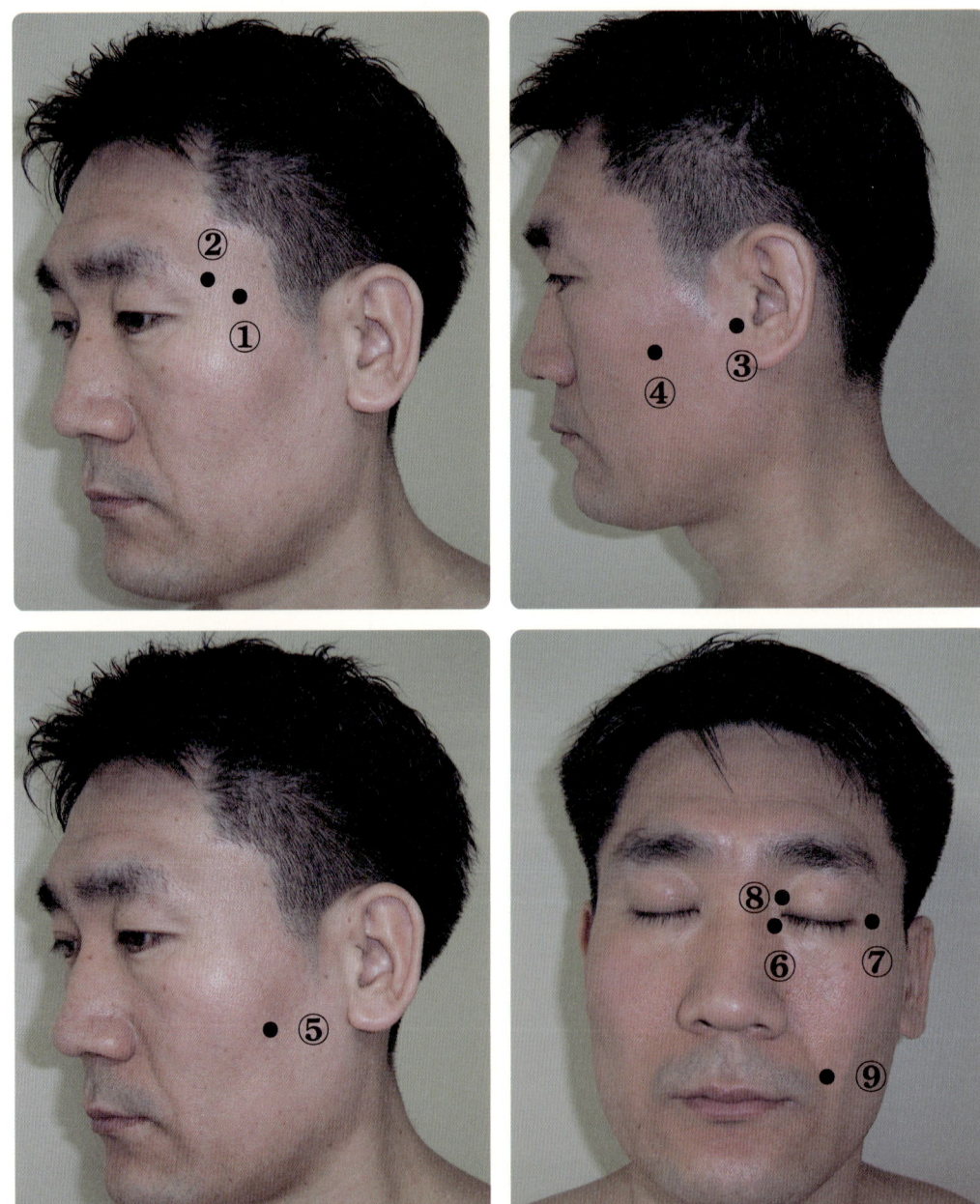

1. 증상

❖ 어느 날부터 눈 주위가 바르르 떨리면서 시간이 지나자 얼굴과 입주 위까지 떨리고 신경을 많이 쓰는 경우는 더욱 심한 경우

2. 치료방법

① 태양

② 사죽공

③ 청회

④ 하관

⑤ 관료

⑥ 눈물샘 자리 뼈끝

⑦ 동자료

⑧ 정명 부위 뼈끝

⑨ 지창상방 1치 혈관 뛰는 자리

3. 시술방법

- 깊이는 하관, 관료부위를 제외한 기타 혈은 뼈가 있어서 조금밖에 들어 가지 않는다.

4. 참고

상완신경통

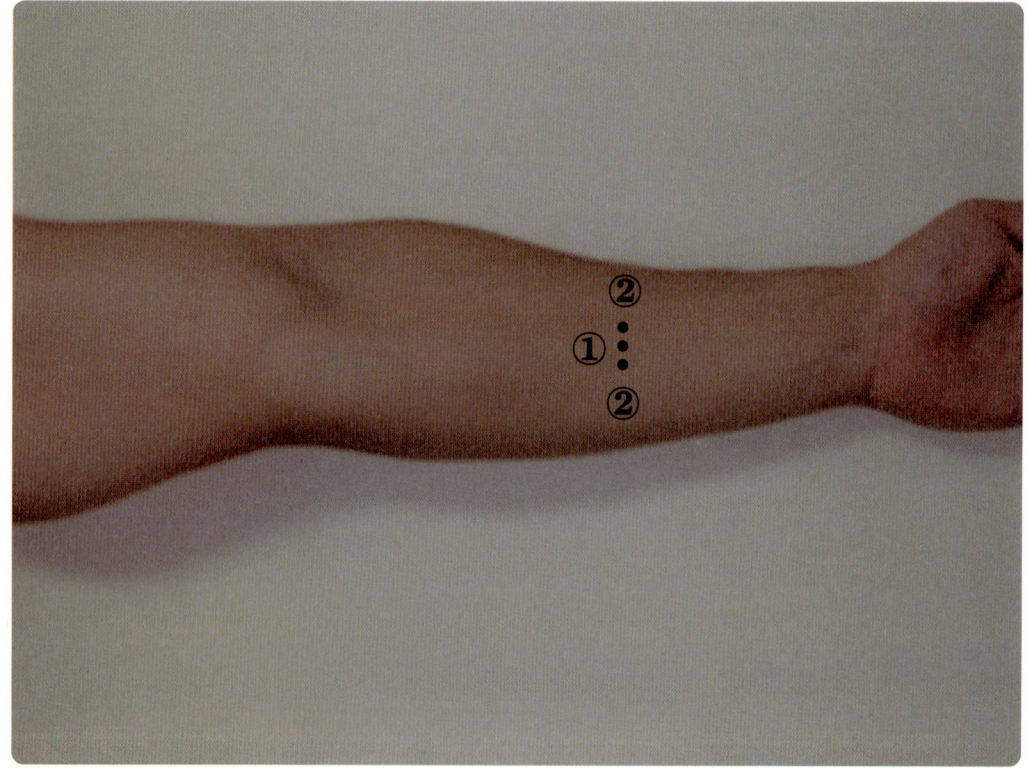

1. 증상

❖ 팔 전체가 아프고 저리고 시린 느낌이 있으며 운동장애가 있고 심지어 근육위축이 되는 경우

2. 치료방법

① 완액문에서 주행문의 1/2 지점

② ❶지점에서 양옆 1cm 지점

3. 시술방법

- ❶지점에서 양옆 1cm 지점은 요골과 척골의 뼈 가장자리에서 놓는다.

4. 참고

- 뼈 가까이 놓아야 손가락 전체가 찌릿해지며 효과가 있다 침자리를 잘 찾아야 한다.

신경계질환

늑간 신경통

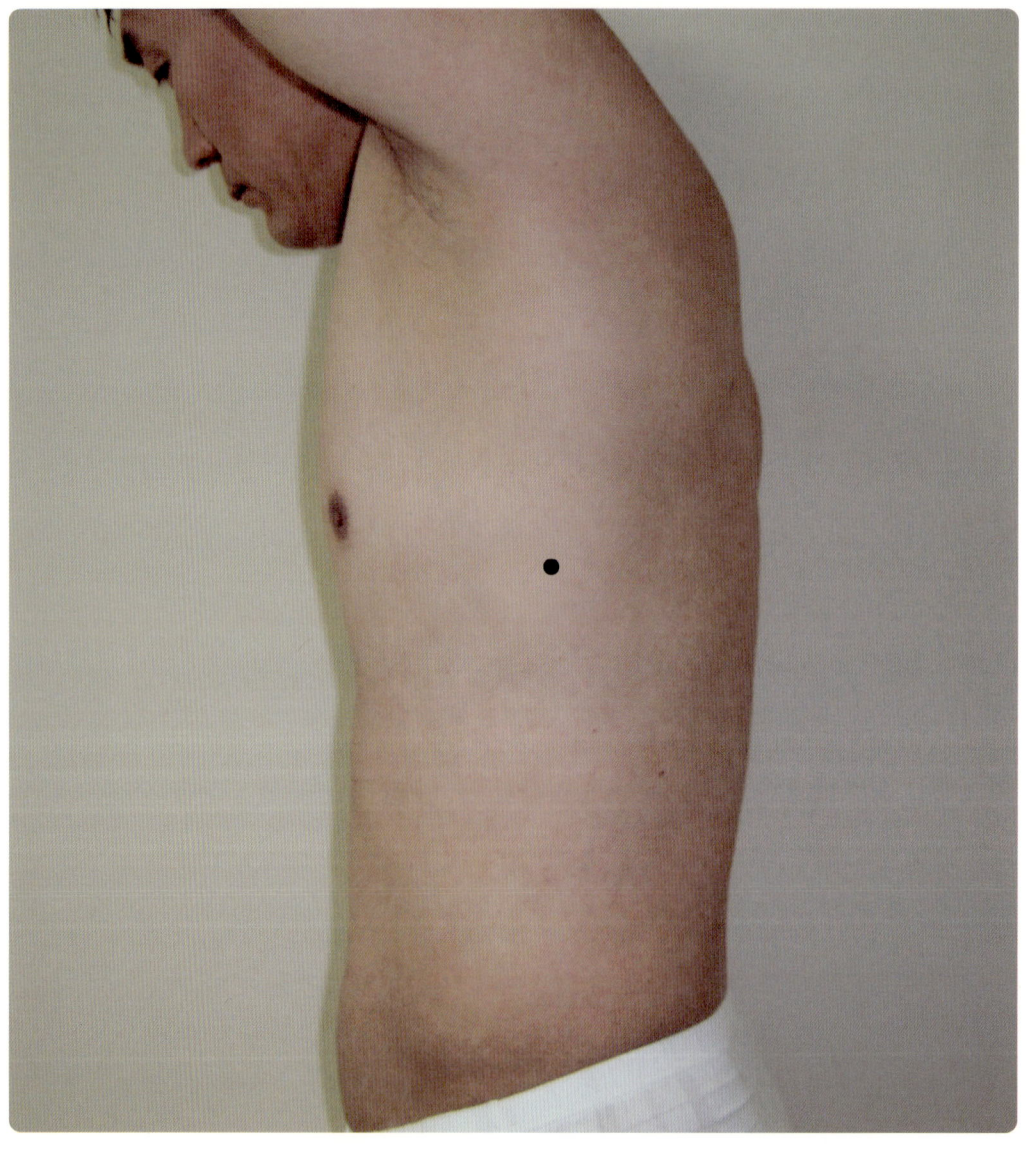

1. 증상

❖ 옆구리 갈비뼈 부위가 갑자기 예고도 없이 호흡을 못할 정도로 극통이 오고 잠시 후 금방 사라지는 경우 또는 움직일 때마다 옆구리가 뜨금 뜨금 마치는 경우이다.

2. 치료방법

- 최고 압통 점을 찾아 자침한다.

3. 시술방법

- 압통점이 늑골이거나 늑간 이던지 상관없이 최고의 압통점이 치료점이다.

4. 참고

- 압통점이 늑간이면 자침시 주의할 것

신경계질환

설인신경통

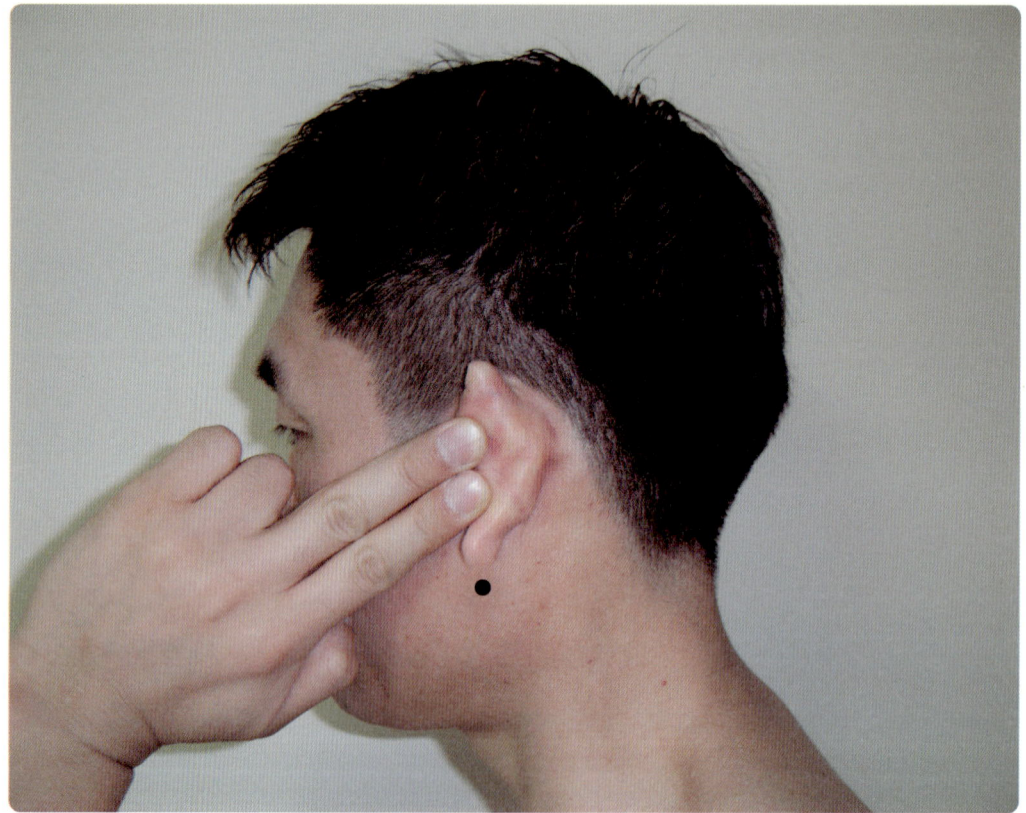

1. 증상

❖ 감기 후 목이 아프고 음식을 삼킬 때 냉수를 마실 때 혀뿌리 부분이 몹시 아픈 경우 또는 중풍으로 말을 못 할 때

2. 치료방법

- 귓볼이 연결된 지점 함몰부위

3. 시술방법

① 깊이는 좌우 5~6cm

② 침 끝이 마주 보도록 자침하여 양쪽에서 긁고 튕긴다.

4. 참고

- 자세는 꼭 바로 누운 자세에서 시술하여야 효과를 본다.
- 귀밑 꼬돌꼬돌 한 근육부분을 찾아서 놓는다.

신경계질환

신경쇠약증

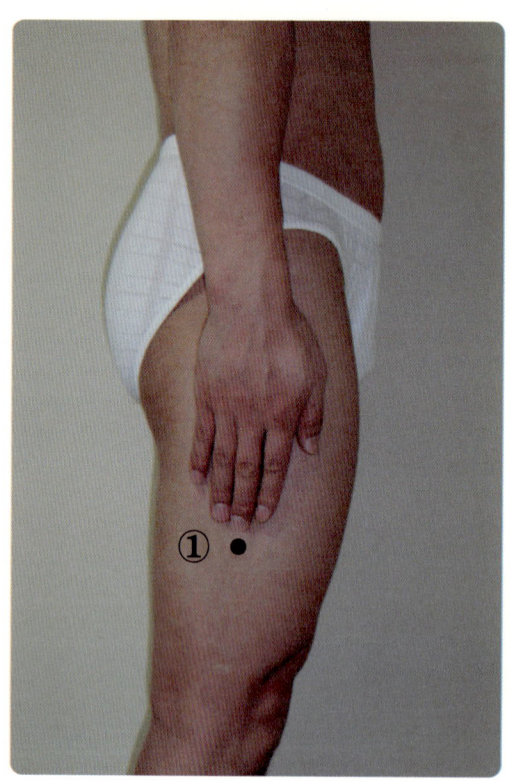
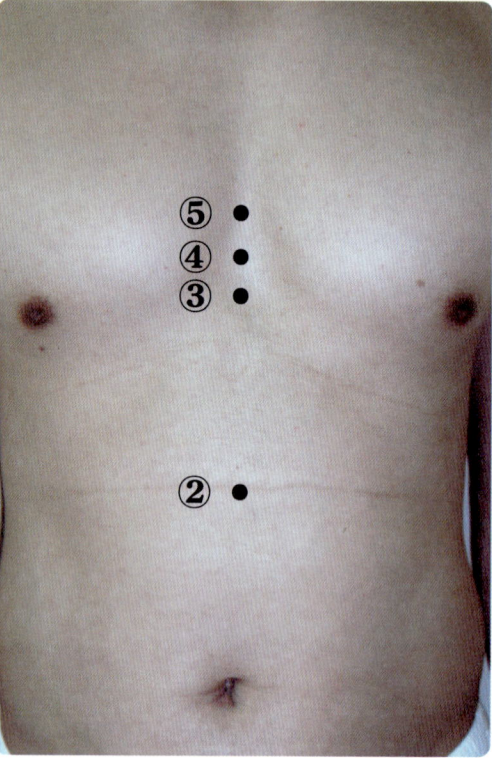
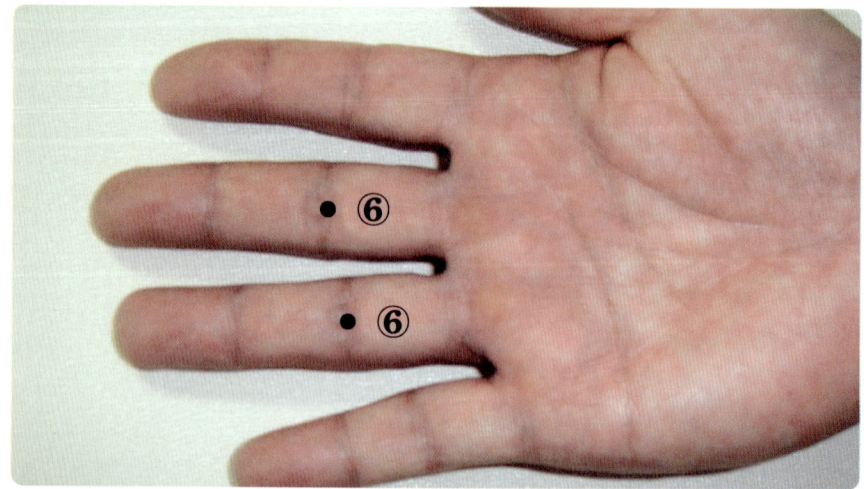

1. 증상

❖ 심하게 다투고 난후나 정신적 쇼크 그리고 신경을 과도하게 쓴 후 정신적으로 긴장이 되고 잠도 안 오고 머리도 무겁고 가슴도 두근거리고 답답하고 숨도 차고 밥맛도 없고 소화도 안 되는 것 같은 경우이다.

2. 치료방법

① 풍시

② 중완

③ 단중

④ 단중에서 위쪽으로 1cm간격

⑤ ❹번에서 위쪽으로 1cm간격

⑥ 사봉혈 사혈(3, 4번째 손가락)

3. 시술방법

① 단중과 위쪽으로 1cm간격에 있는 혈은 긁고 튕기는 것을 여러 번 반복한다.

② 풍시는 7~8cm 깊이로 자침 풍시는 차렷 자세에서 중지 끝 부분을 자침하고 양쪽을 자침하여 서로 염전 비교하여 잘 돌아가는 곳은 많이 돌려 긁고 튕기며 여러 차례 반복하여 통증이 서로 비슷할 때까지 시술한다.

③ 중완은 무릎을 세우고 숨은 깊이 들어 쉬지 말라 하며 명치와 배꼽

의 중간지점이며 자침시 천천히 넣는다. 위벽을 통과하여 침 끝이 위벽 뒤쪽을 통과하여서는 안 된다. 이 점을 꼭 주의하여야 하며 위벽의안 즉 허공에 침 끝이 있어야 한다. 이상태에서 긁고 튕기기를 하여야하며 감각을 정확히 익혀 자침하여야한다. 자침 후 편안히 움직이지 말고 있어야 한다. 그렇지 않으면 배가 당길 수가 있다.

- '침 끝이 지금 어디쯤 와있는가!'의 감각이 중요하므로 감각을 꼭 익힌 다음 시술하길 바란다.

④ 손가락 사혈시 셋째, 넷째 양손가락 가운데 부분 사봉혈 사혈

- 사봉 혈은 깊이가 중요하므로 3~4mm 정도로 사혈하여 하얀액 또는 맑은액을 충분히 짜낸다.

4. 참고

구안와사

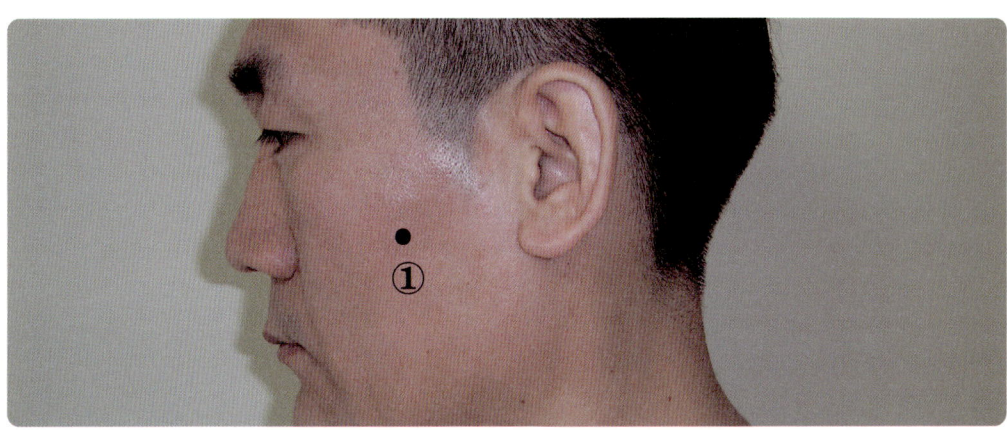

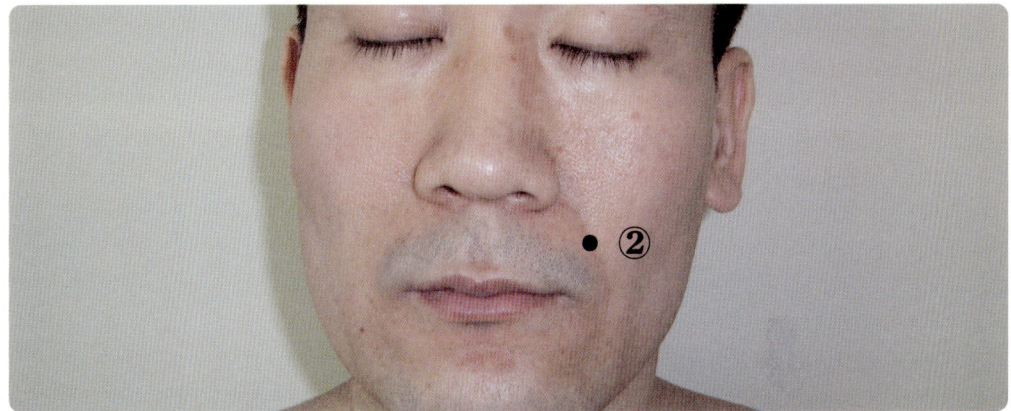

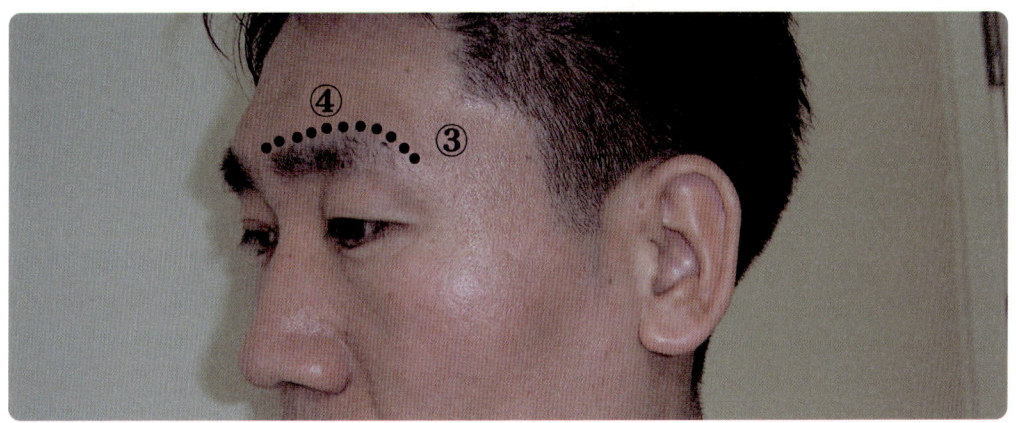

신경계질환

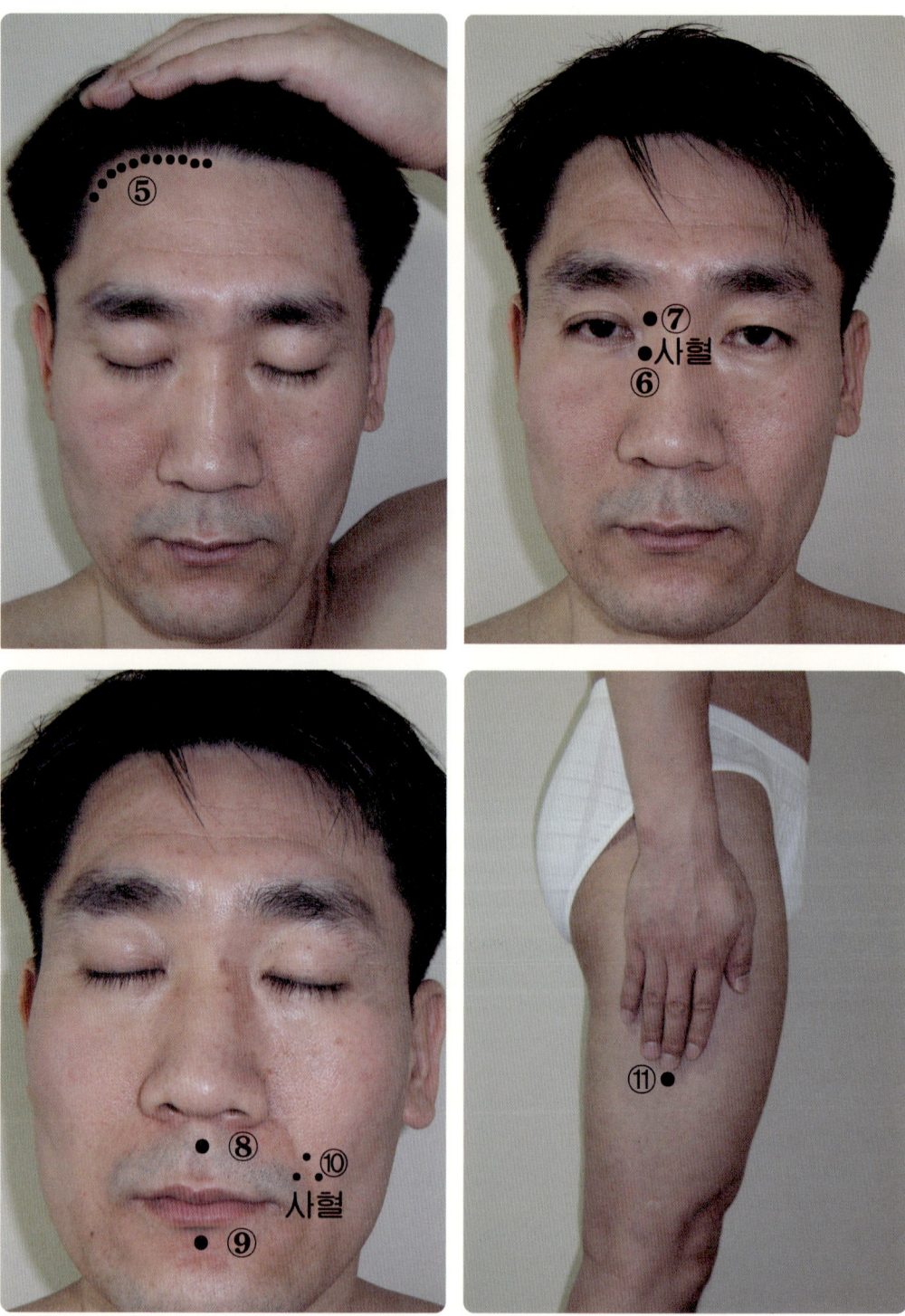

신경계질환

1. 증상

❖ 과로하거나 피곤하여 자고나니 입과 눈이 돌아가거나 감겨지지 않는 증상 신경을 많이 쓰거나 심한 스트레스를 받고난 후 밥을 먹다가 입이 돌아가는 경우

2. 치료방법

① 하관

② 지창 상방 1cm 지점 혈관 뛰는 곳

③ 사죽공

④ 눈썹위 사혈

⑤ 전발제 사혈

⑥ 눈물샘 뼈끝에 놓는다. 눈을 찌를 수 있기 때문에 주의 한다.

⑦ 정명부위 뼈끝

⑧ 인중

⑨ 승장

⑩ ❷의 주변을 정락으로 사혈한다.

⑪ 풍시

3. 시술방법

① 풍시는 7~8cm 깊이로 자침 풍시는 차렷 자세에서 중지 끝 부분에

자침하고 양쪽을 자침하여 서로 염전 비교하여 잘 돌아가는 곳은 많이 돌려 긁고 튕기며 여러 차례 반복하여 통증이 서로 비슷할 때까지 시술한다.

② 마비 쪽을 모두 자침하거나 사혈 한다

③ ❿번은 자침 후 사혈도 하는데 사혈 시 ❷를 원점으로 해서 삼각형 형태로 사혈한다.

④ 순서를 꼭 지켜 시술하여야 한다.

⑤ 구완와사는 발병한지 1주일 이내면 풍시를 제일 먼저 자침하고 1주일 이후라도 풍시를 먼저 하는것이 좋다.

4. 참고

- 구안와사는 시간을 요하는 증상이므로 빨리 치료하여야 한다. 치료 기간을 놓치게 되면 치료 횟수가 오래 걸리고 환자도 고생을 많이 하게 된다. 몸의 허약으로 오기 때문에 환자가 많이 허약 할 경우에는 침만 고집하지 말고 약도 병행하여야 빨리 완치되며 환자의 고통도 들 수 있다.

신경계질환

손 저림

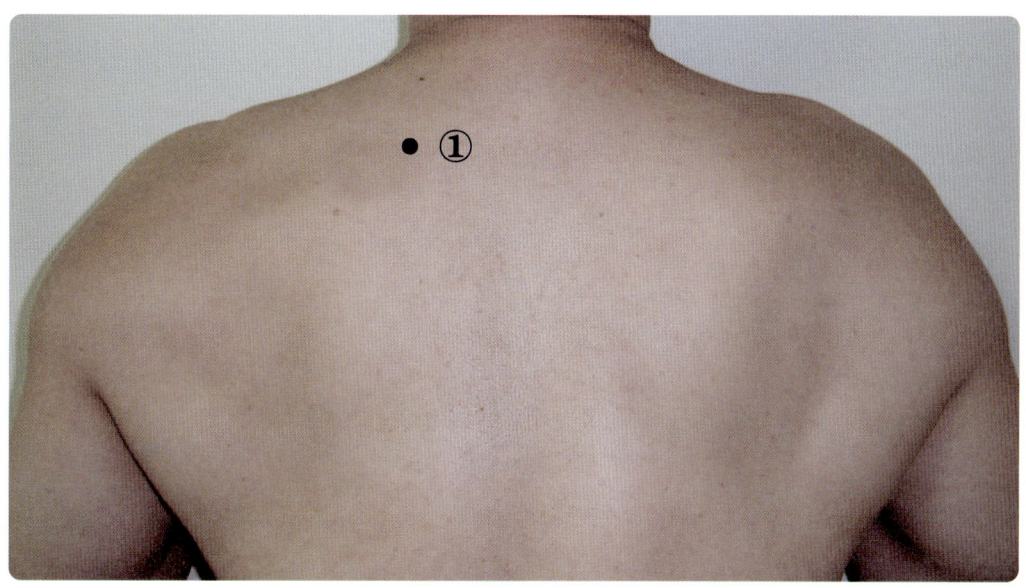
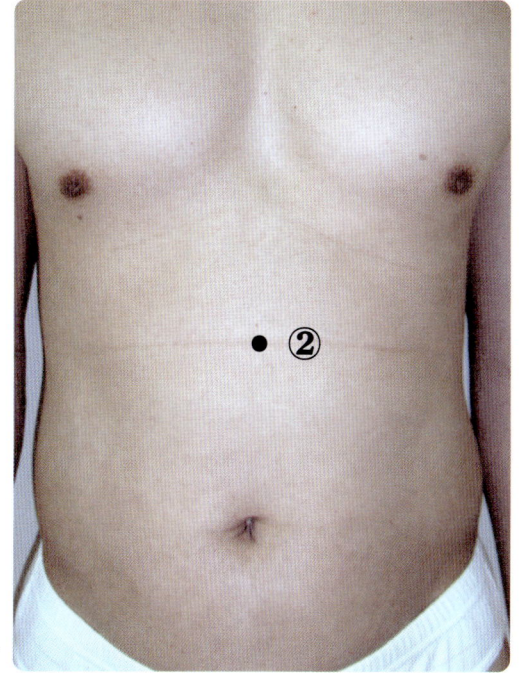
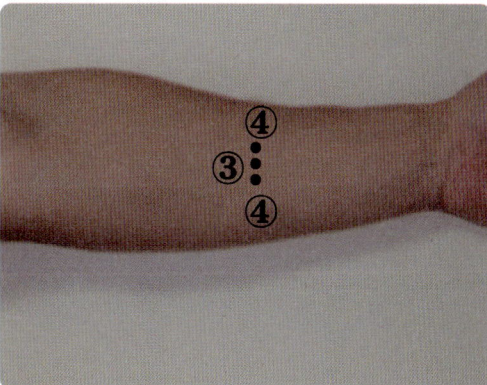

1. 증상

❖ 디스크는 아니면서 손이 저려서 물건을 잡지 못하는 경우

2. 치료방법

① 견갑골 내상측 끝부분과 흉추 극돌기 사이의 중간 지점의 척추기립근 (좌, 우)

② 중완

③ 극문

④ 극문에서 좌우1cm 요골과 척골의 내측가장자리

3. 시술방법

① 척추기립근 부위의 침 깊이는 1~2cm 정도

② 중완은 무릎을 세우고 숨은 깊이 들어 쉬지 말라 하며 명치와 배꼽의 중간지점이며 자침시 천천히 넣는다. 위벽을 통과하여 침 끝이 위벽 뒤쪽을 통과하여서는 안 된다. 이 점을 꼭 주의하여야 하며 위벽 안 즉 허공에 침 끝이 있어야 한다. 이상태에서 긁고 튕기기를 하여야하며 감각을 정확히 익혀 자침 하여야한다. 자침 후 편안히 움직이지 말고 있어야 한다. 그렇지 않으면 배가 땡 길수가 있다. 침 끝이 지금 어디쯤 와있는가!의 감각이 중요하므로 감각을 꼭 익힌 다음 시술하길 바란다.

• 중완 자침시 환자의 중지 길이(5~6cm)로 직자한다.

4. 참고

- 척추기립근 부위에 침을 놓을 때 깊이 넣으면 숨이 막히고 폐에 상처를 줄 수 있기 때문에 주의 한다.
- 5~6회 반복 시술한다.

수전증, 요두증

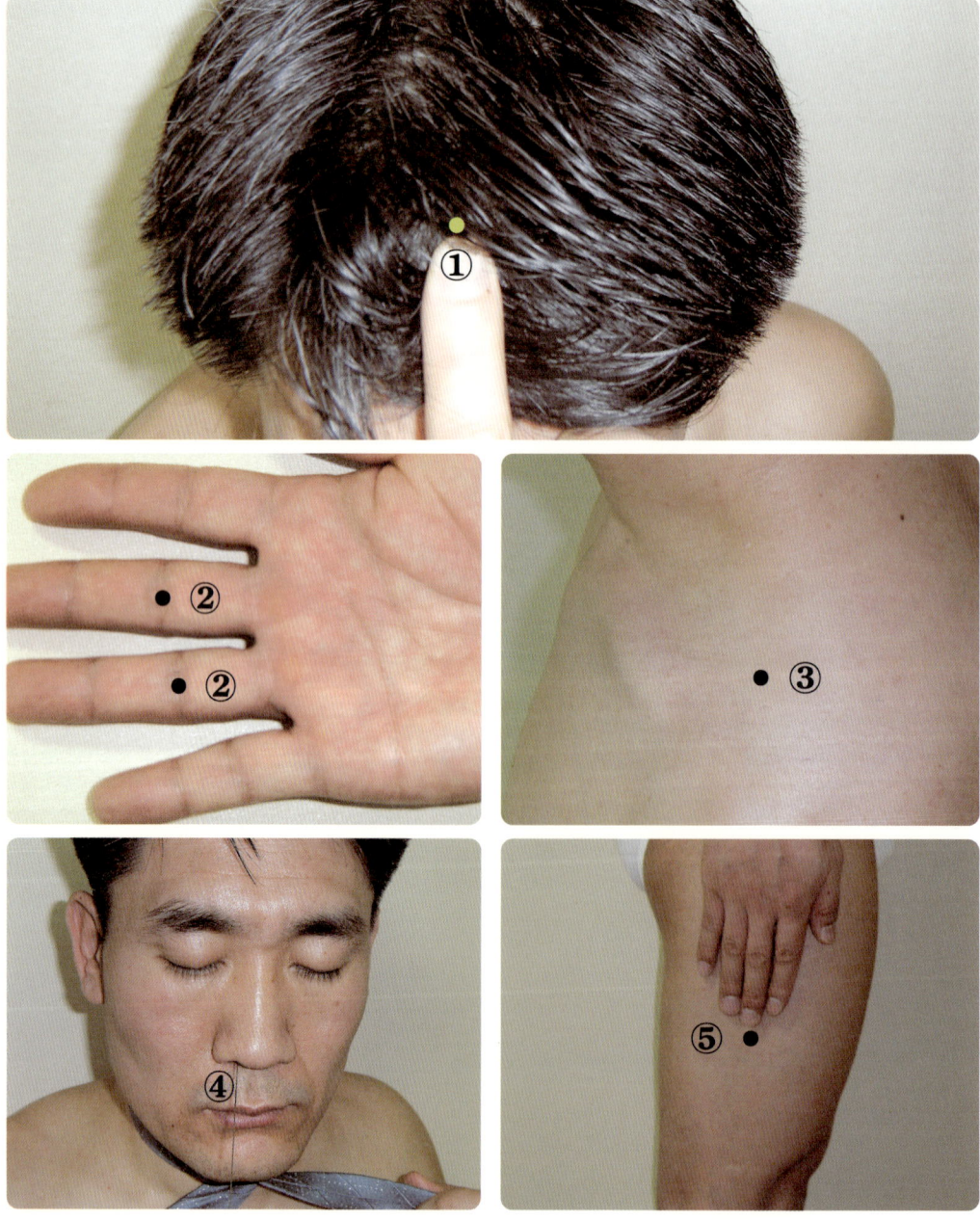

1. 증상

❖ 움직이지 않고 가만히 있어도 손을 뜨는 사람과 머리를 흔드는 사람.

❖ 자기의사와 관계없이 가만히 있어도 계속 흔들게 되는 경우이다.

2. 치료방법

① 백회 사혈

② 사봉혈 사혈

③ 견정 양쪽

④ 코침

⑤ 풍시

3. 시술방법

① 백회혈은 전발제에서 환자의 인지 두 마디 끝지점

② 견정혈은 폐첨이 있어 깊이 찌르지 말 것

③ 기타혈은 앞쪽을 참조할 것

4. 참고

- 손과 머리를 흔드는 사람은 뇌에 문제가 있어서 그렇다. 신경쇠약이나 젊었을 때 정신적인 고통을 많이 겪은 사람이나 큰 충격을 받은 사람 등 이런 사람들이 나중에 뇌에 이상이 오는 경우가 많다.

신경계질환

- 사람에 따라 중완도 가미 할 수 있다. 즉 두통이 있거나 평소 속이 불편한 경우이다.

치풍하초

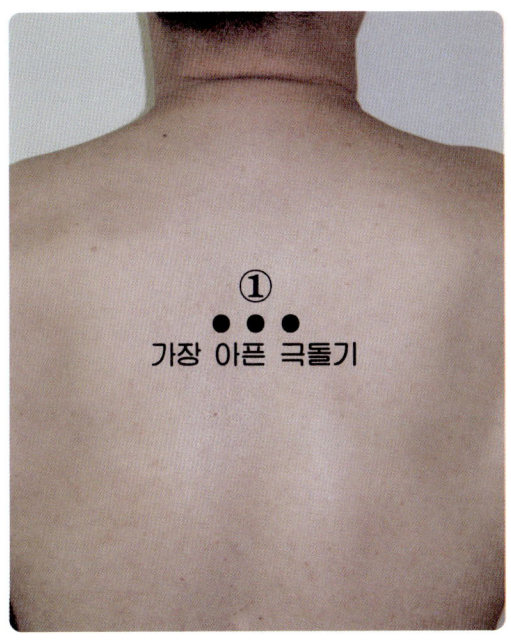

① 가장 아픈 극돌기

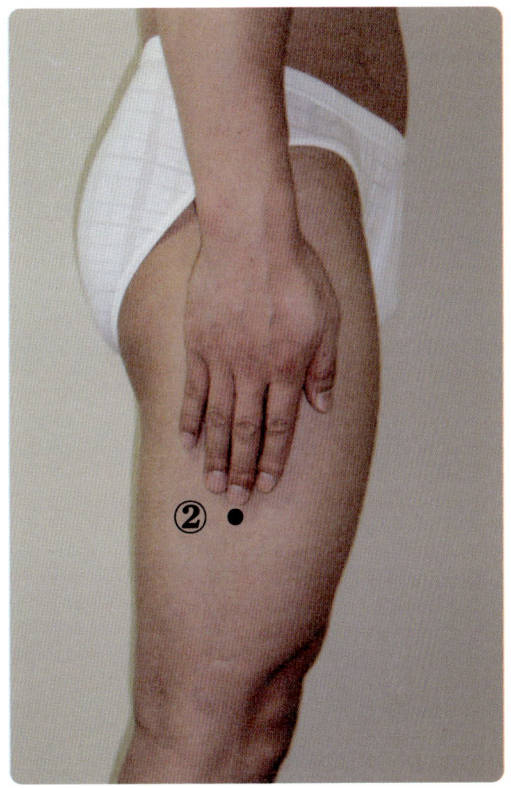

②

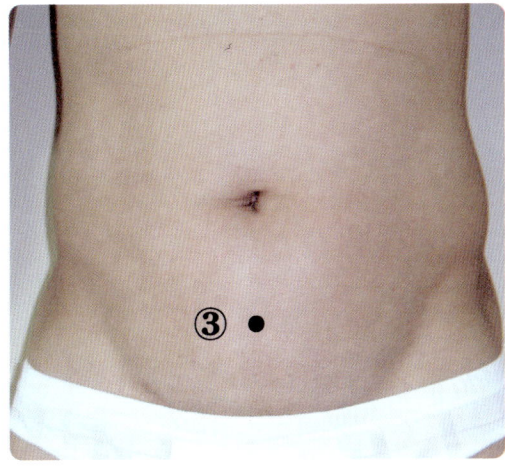

③

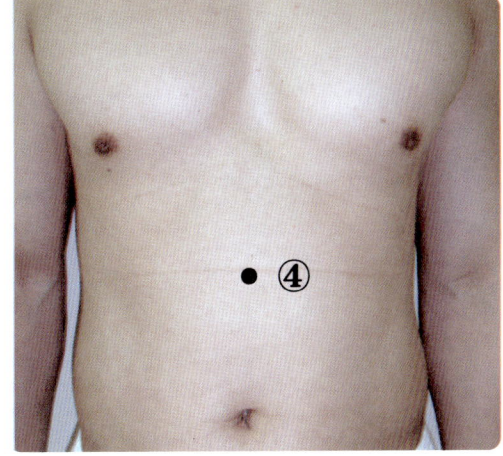

④

1. 증상

❖ 발뒤꿈치뼈 주위에 신경이 마비되는 증상이며 통증은 없고 마비증상이 다리위쪽으로 올라가는 병이다.

2. 치료방법

① 견갑골 부위의 가장 아픈 흉추 극돌기와 좌우 엄지손가락 넓이 만큼 자침

② 풍시

③ 배꼽에서 곡골의 1/2 지점

④ 중완

3. 치료방법

① 견갑골 사이 척추 뼈를 만져서 가장 아픈 부위를 찾아 그 부위에 자침한 후 양쪽으로 45° 방향으로 자침한다.

② 풍시

4. 참고

- 처음에는 발뒤꿈치 주변에 마비증세가 나타나며 뒤꿈치가 아프지도 않으면서 걷기가 불편하고 걸을 때 뒤꿈치를 들어야 걸을 수 있게 된다. 한마디로 많이 불편한 걸음걸이 이다.

- 증세가 심해질수록 한쪽 다리 부분이 절이면서 마비증세가 심하여

신경계질환

져 간다. 그러나 통증은 전혀 느낄 수가 없으며 마비증세만 있다. 마비가 사타구니까지 오게 되면 양쪽다리 모두 마비 상태가 된다. 여기까지 오게 되면 중증이며 대소변을 느낄 수 없게 되어 대, 소변을 가릴 수 없게 된다. 하지를 움직일 수 없기 때문에 누워서 지내야 하며 음식을 먹는 데는 지장이 없다. 이 병은 주로 남자보다 여자에게 많이 생긴다. 여자의 경우 마비가 중원까지 오고 발병한 지 7~8개월 정도 되었다면 자궁에서 액체물이 나오기 시작한다.

- 액체가 나오기 시작하면 40일내에 대부분 사망하게 된다. 원인은 신경마비이며 견갑골 사이에 혹이 생겨 신경을 압박하여 초기 발병 시 침으로 80% 완치되며 나머지 20%는 약을 복용하면 완치된다.

- 음식 복용 시 주의해야 할 점은 초기에 보신탕을 먹게 되면 24시간 내에 증세가 심해지니 주의하여야 한다. 견갑골 사이에 혹이 생겨 신경을 압박하여 하초에 신경마비를 일으키게 된다. 꼭 혹이 있지만은 않으며 없을 수도 있다. 대부분 환자들이 이 병을 알게 되면 병원에서 다리수술을 받게 되는데 효과를 보지 못하는 경우가 허다하다.

- 내가 이렇게 자세하게 말하는 것은 내가 이 병을 앓고 치료되었으며 여러 사람들을 치료했기 때문에 자세히 말하는 것이다. 나는 이 병의 원인이 호르몬부족현상이라 생각한다. 걱정과 신경성에서 비롯되어 음이 부족한 증세를 일으켜 호르몬 부족 현상이 오게 되어 혹 같은 것이 생겨 마비를 일으키게 되는 것이다.

버거씨

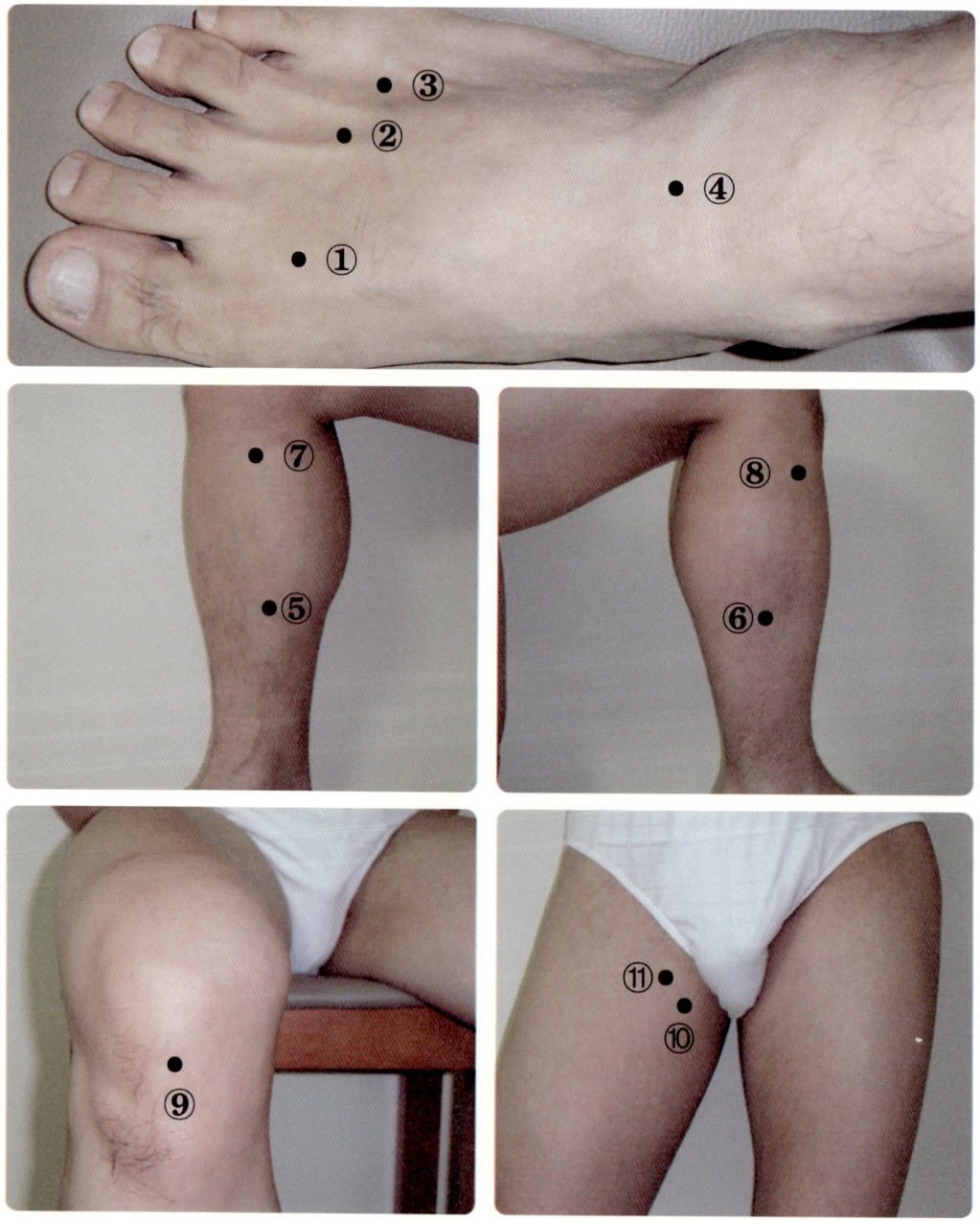

1. 증상

❖ 발가락의 통증을 호소하다가 심해질수록 발가락, 발등 등의 뼈가 썩어 들어가 절단해야 하는 경우

2. 치료방법

① 태충혈에서 조금위 뼈가 갈라지는 지점

② 셋째, 넷째뼈 사이

③ 넷째, 다섯째뼈 사이

④ 해계혈

⑤ 음릉천하 1치에서 내과첨의 1/2 지점

⑥ 양릉천에서 외과첨의 1/2 지점

⑦ 음릉천하 1치

⑧ 양릉천

⑨ 슬하

⑩ 사타구니 아래 있는 굵은 근육 장내전근 부위

⑪ 사타구니 아래 굵은 장내전근 위쪽 함몰처 부위

3. 시술방법

① 깊이는 4~5cm

② 하루 7~8회 시술한다.

③ 심할 경우 매시간 시술하며 보통 적으로 통증이 올 때마다 시술하면 된다.

4. 참고

- 버거씨병은 내가 겪은 병이라 자세히 말할 수 있다.
- 처음에 발가락부터 붓는다. 그러다가 점점 발등이 부어오른다.
- 통증이 오게 되면 몹시 쑤시며 참을 수가 없을 정도이며 잠을 잘 수가 없다. 어떤 진통제나 마약류도 통증을 해소할 수가 없었다. 좀 더 진행되면 발가락 끝이 검은색으로 변하며 약간 부어있으면서 뼈가 검게 썩어 들어간다. 이 정도가 되면 발가락을 절단하여야 하는데 절단하지 않고 다리에 혈침을 계속 맞으면 완쾌된다.

중풍 1

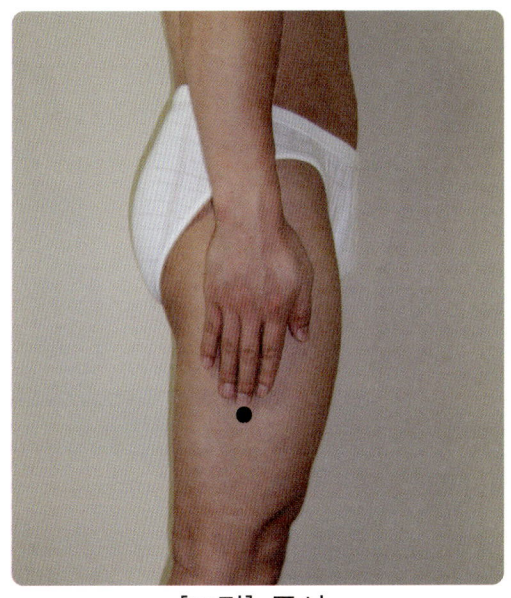
[그림] 풍시

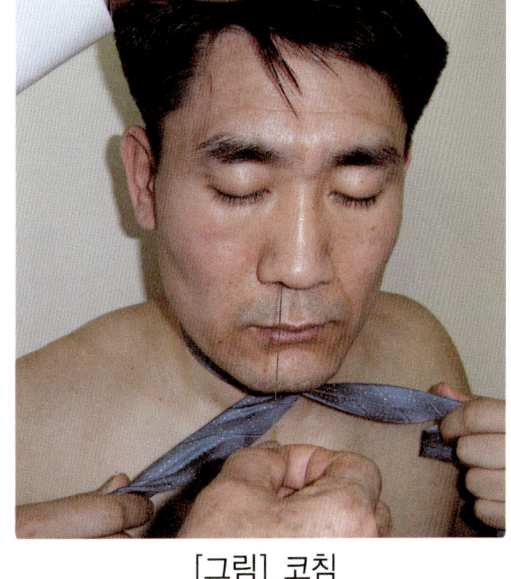
[그림] 코침

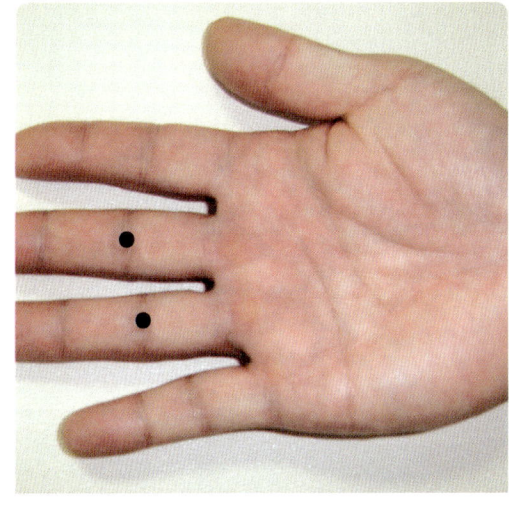
[그림] 사봉혈

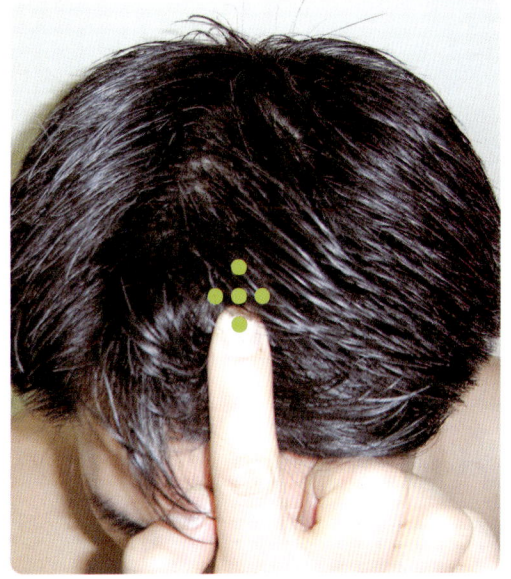
[그림] 백회

신경계질환

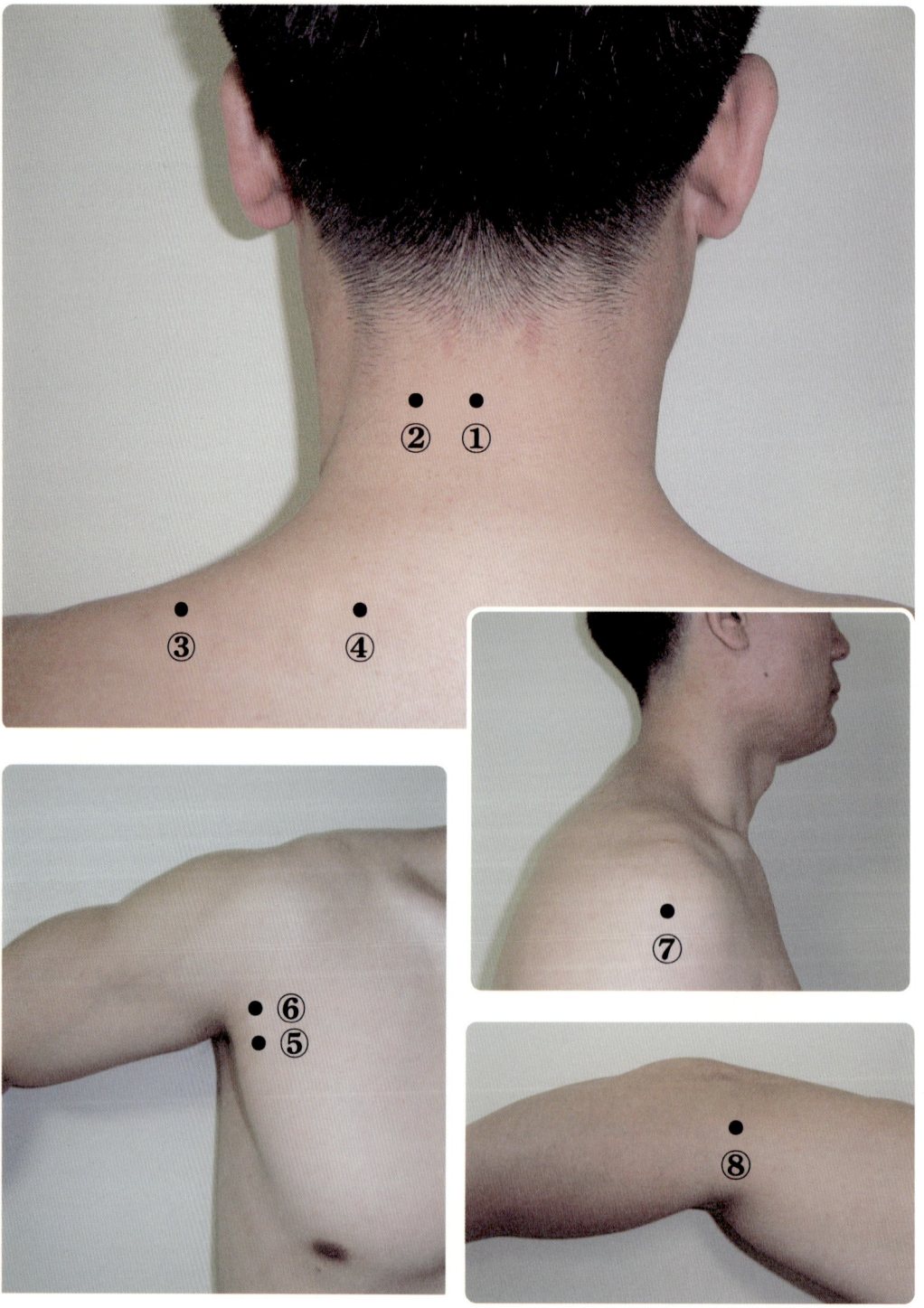

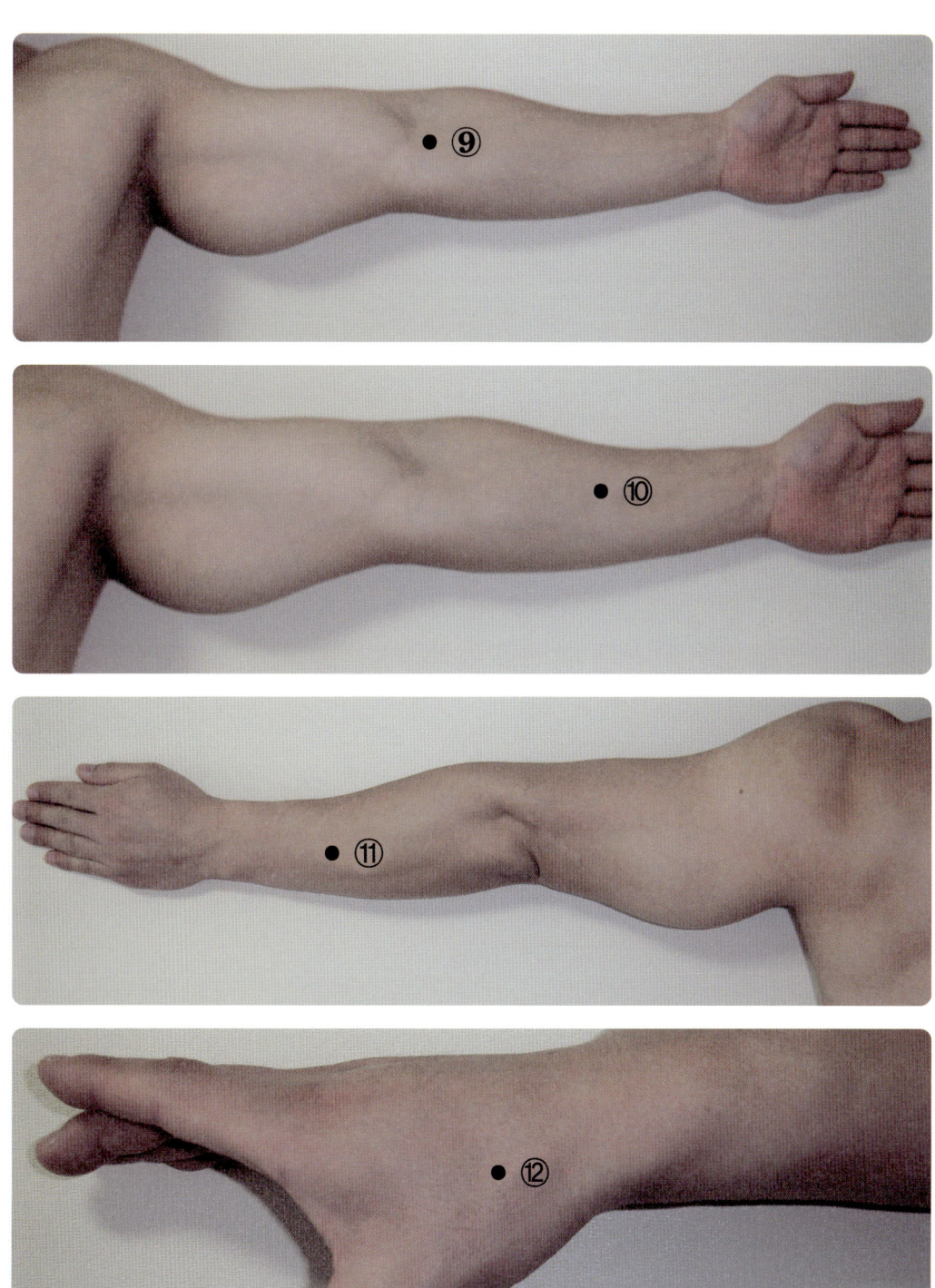

1. 증상

❖ 어깨가 무겁고 목이 뻐근하며 머리가 무지근하다고 하며 약간의 두통과 개운하지 않은 정도이며 손발이 힘이 없고 저리다. 자고나니 한쪽으로 마비가 된 경우이다. (위의 경우는 팔이 마비되었을 경우이다)

2. 치료방법

① 후두골 끝부분에서 대추혈의 1/2지점

② 목가운데 ❶번에서 좌우 1치 3푼

③ 견정

④ 견갑골 내상측 끝부분과 흉추 극돌기 사이의 중간 지점의 척추기립근

⑤ 오훼돌기 1치 아래 실타래같이 만져지는 곳

⑥ 오훼돌기 밑

⑦ 상완골두와 견봉사이

⑧ 곡지

⑨ 주횡문 중간

⑩ 극문

⑪ 사독

⑫ 합곡

3. 시술방법

① 오훼돌기 1치 아래 부위를 찾을 때 손가락으로 눌러서 상하로 움직여 보면 실타래같이 느껴지는곳 위에 자침한다.

② 상완골두와 견봉사이를 자침할 때 처음에는 빡빡한 느낌이 든 다음 사뿐이 들어간다.

③ 주횡문 중간은 혈관을 피해서 자침한다.

4. 참고

중풍은 우선적으로 위의 [그림]을 먼저 놓고 다른 곳에 침을 놓는다.

① 풍시는 7~8cm 깊이로 자침 풍시는 차렷 자세에서 중지 끝 부분에 자침하고 양쪽을 자침하여 서로 염전 비교하여 잘 돌아가는 곳은 많이 돌려 긁고 튕기며 여러 차례 반복하여 통증이 서로 비슷할 때까지 시술한다.

② 코침은 넥타이나 수건 등으로 자기 손으로 목을 조르는데 이때는 숨 쉬는데 지장이 없을 정도만 조른다. 자기 손으로 졸라 고개를 밑으로 숙여 침을 콧속으로 중지손가락 깊이만큼 들어간 후 바로 찌르고 살짝 빼서 위쪽 방향으로 다시 찌른다. 양쪽 모두 시술한다.

- 평소 어깨가 무겁고 뒤 목 줄기가 뻐근하고 무겁다 이런 증상들이 자주 있다가 사라지고 또 눈에 핏발이 서 있는 경우 자주 피곤이생기고 푹 자도 피곤이 풀어 지지 않고 피로가 쌓여 있다. 이런 증상들이 자주 있을 경우 중풍 예후증상이라 보면 된다.

신경계질환

중풍은 시간을 다투는 병이라 얼마나 빨리 치료를 받는가에 따라 후유증이 달라진다. 보통 적으로 3시간 안에 침을 잘 맞으면 97%정도는 치료가 된다.

중풍 2

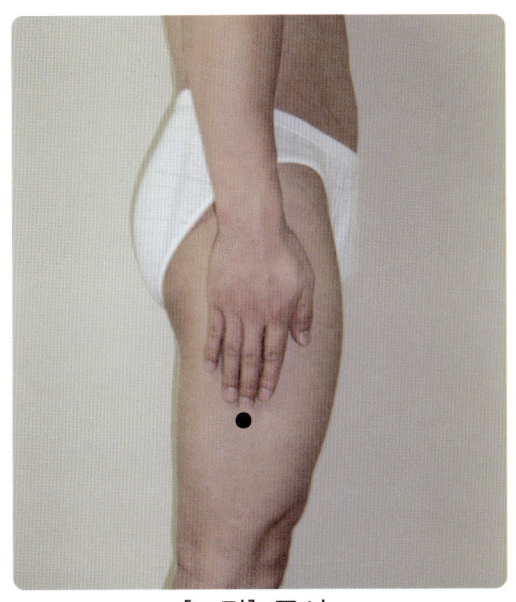

[그림] 풍시

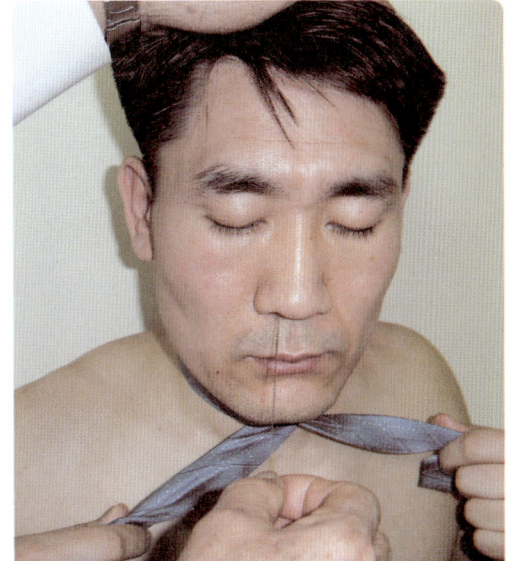

[그림] 코침

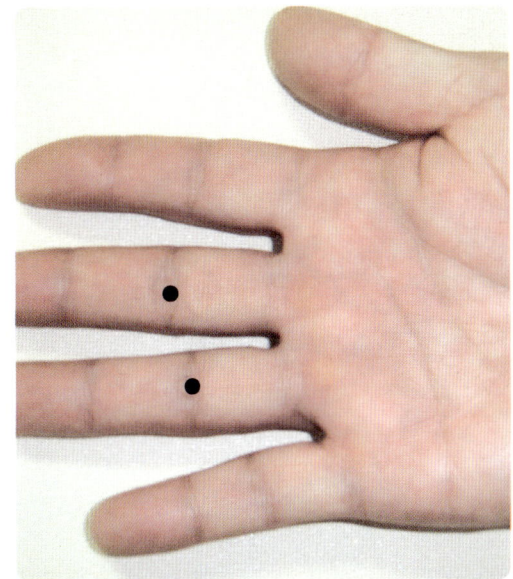

[그림] 사봉혈

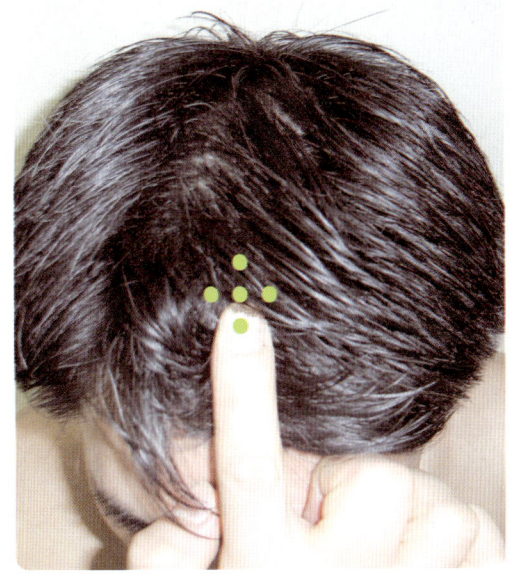

[그림] 사신총

신경계질환

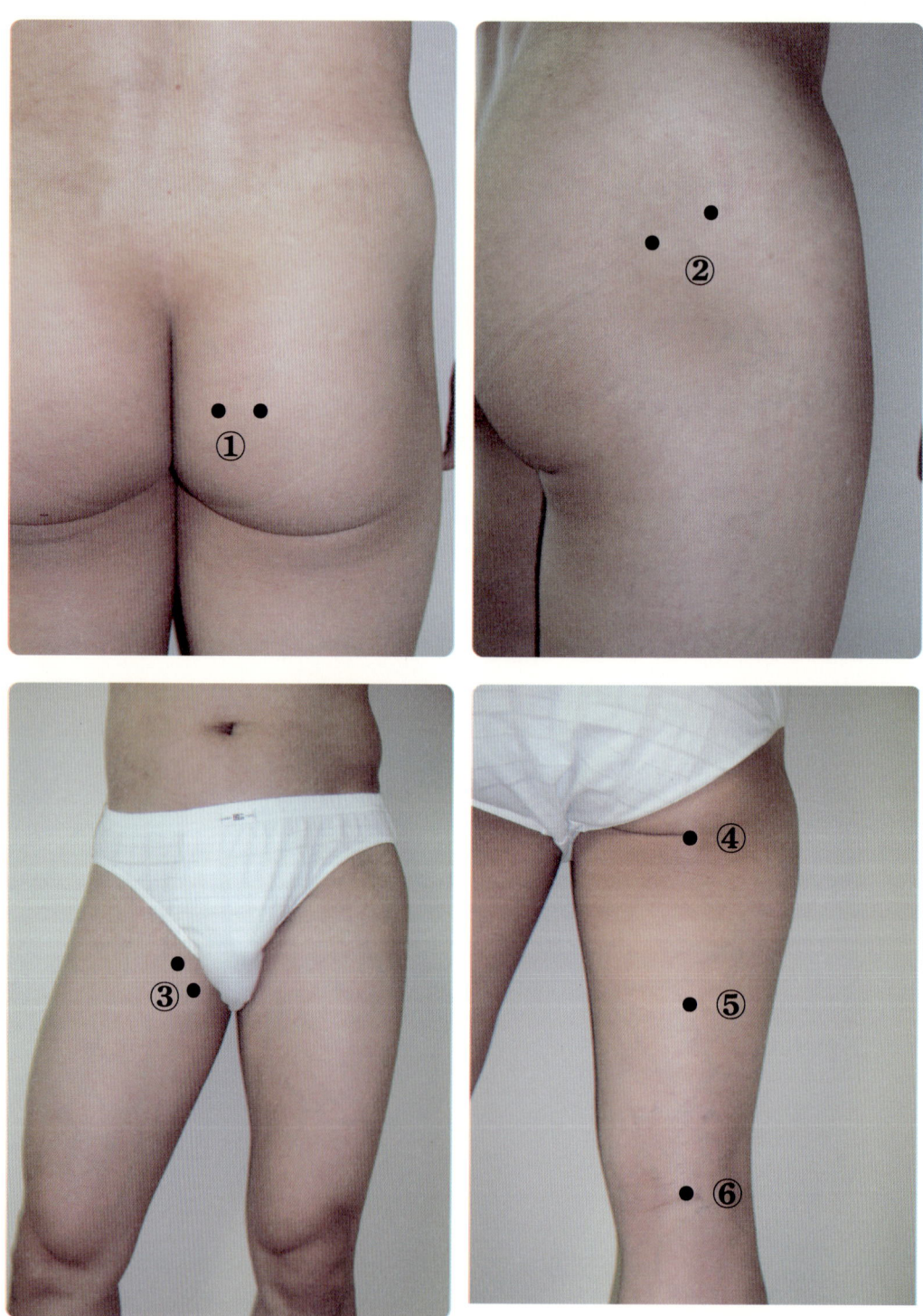

신경계질환

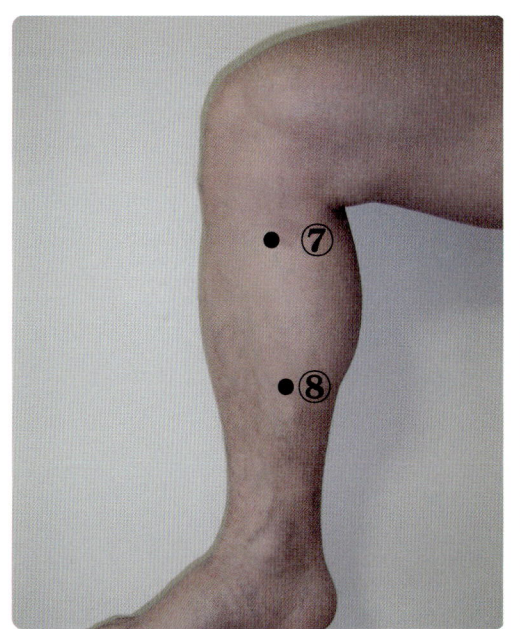
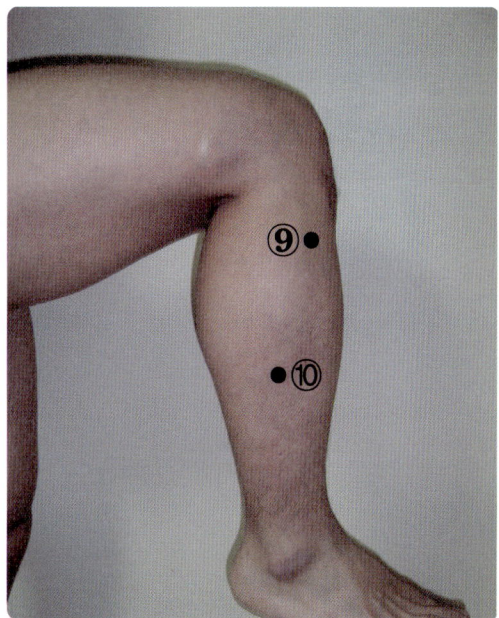
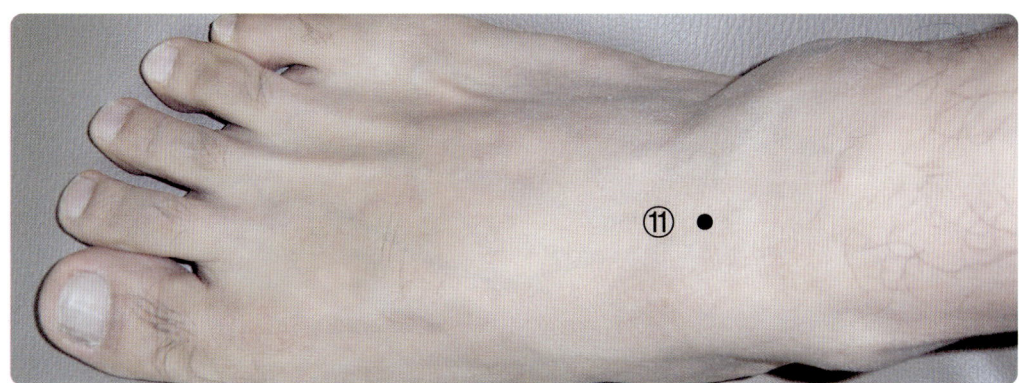
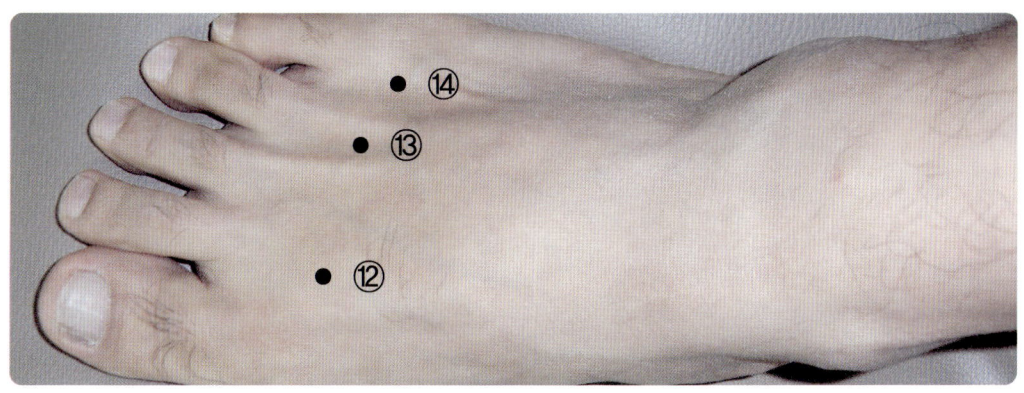

1. 증상

❖ 어깨가 무겁고 목이 뻐근하며 머리가 무지근하다고 하며 약간의 두통과 개운하지 않은 정도이며 손발이 힘이 없고 저리다. 자고나니 한쪽으로 마비가 된 경우이다. (위의 경우는 다리가 마비되었을 경우이다)

2. 치료방법

① 백환유와 질번

② 대퇴골두 끝점과 45° 대각선방향 함몰부위

③ 서해부 아래 굵은 근육(장내전근)위와 근육 위쪽 함몰부위

④ 승부

⑤ 은문

⑥ 위중

⑦ 음릉천하 1치

⑧ 음릉천하 1치에서 내과첨의 1/2 지점

⑨ 양릉천

⑩ 양릉천과 외과첨의 1/2지점

⑪ 해계

⑫ 태충 조금 위 뼈가 갈라지는 지점

⑬ 제3 중족골과 제4 중족골이 갈라지는 지점

⑭ 제4 중족골과 제5 중족골이 갈라지는 지점

3. 시술 방법

① 대퇴골두 자침 시 환자를 옆으로 눕히고 다리를 올렸다 내렸다 하면서 대 퇴골두 끝지점을 찾아서 관절강 안에 자침해야 하므로 깊이는 8~10cm 깊이로 한다.

② 서해부 근육 위쪽 함몰부위를 누르면 통증을 느끼는 지점으로 조금 위쪽에 는 대퇴동맥이 지나가므로 주의할것

4. 참고

중풍은 우선적으로 위의 [그림]을 먼저 놓고 다른 곳에 침을 놓는다.

① 풍시는 7-8cm 깊이로 자침 풍시는 차렷 자세에서 중지 끝 부분에 자침하고 양쪽을 자침하여 서로 염전 비교하여 잘 돌아가는 곳은 많이 돌려 긁고 튕기며 여러 차례 반복하여 통증이 서로 비슷할 때까지 시술한다.

② 코침은 넥타이나 수건 등으로 자기 손으로 목을 조르는데 이때는 숨 쉬는데 지장이 없을 정도만 조른다. 자기 손으로 졸라 고개를 밑으로 숙여 침을 콧속으로 중지손가락 깊이만큼 들어간 후 바로 찌르고 살짝 빼서 위쪽 방향으로 다시 찌른다. 양쪽 모두 시술한다.

- 중풍이 팔다리 전체에 왔을 경우에는 위의그림시술이 중복되므로 한번만 시술 하면 된다. 중풍의 예후 증상은 중풍1의 참고 사항과 같으므로 참고하기 바라며 신속한 치료가 이루어 져야 한다는 점과 중풍 예후 증상이 보이면 중풍이 오기 전에 빨리 침을 맞으면 100% 예방 할 수 있으니 이점 꼭 명심하기 바란다.

산부인과 질환

월경통 / 168
냉증 / 170
기능성 자궁출혈 / 172
대하 / 174
산후풍 / 176
불임증 / 179
유방통 / 181

월경통

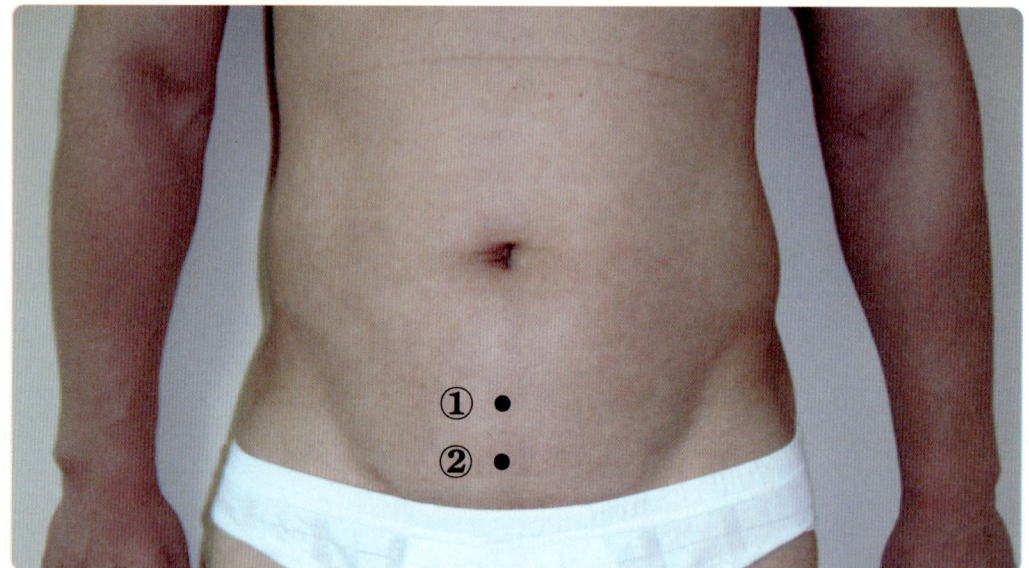

1. 증상
❖ 월경전이나 월경기간에 아랫배가 뻐근하고 몹시 아파서 참기 힘든 경우

2. 치료방법
① 배꼽과 곡골 1/2 지점

② 곡골과 ❶의 중간

3. 시술방법
① 깊이는 5~6cm

② 생리통이 심하면 곡골을 추가 할 수 있다.

③ 미혼자는 골곡에서 약간 위에 자침한다.

4. 참고

산부인과질환

냉증

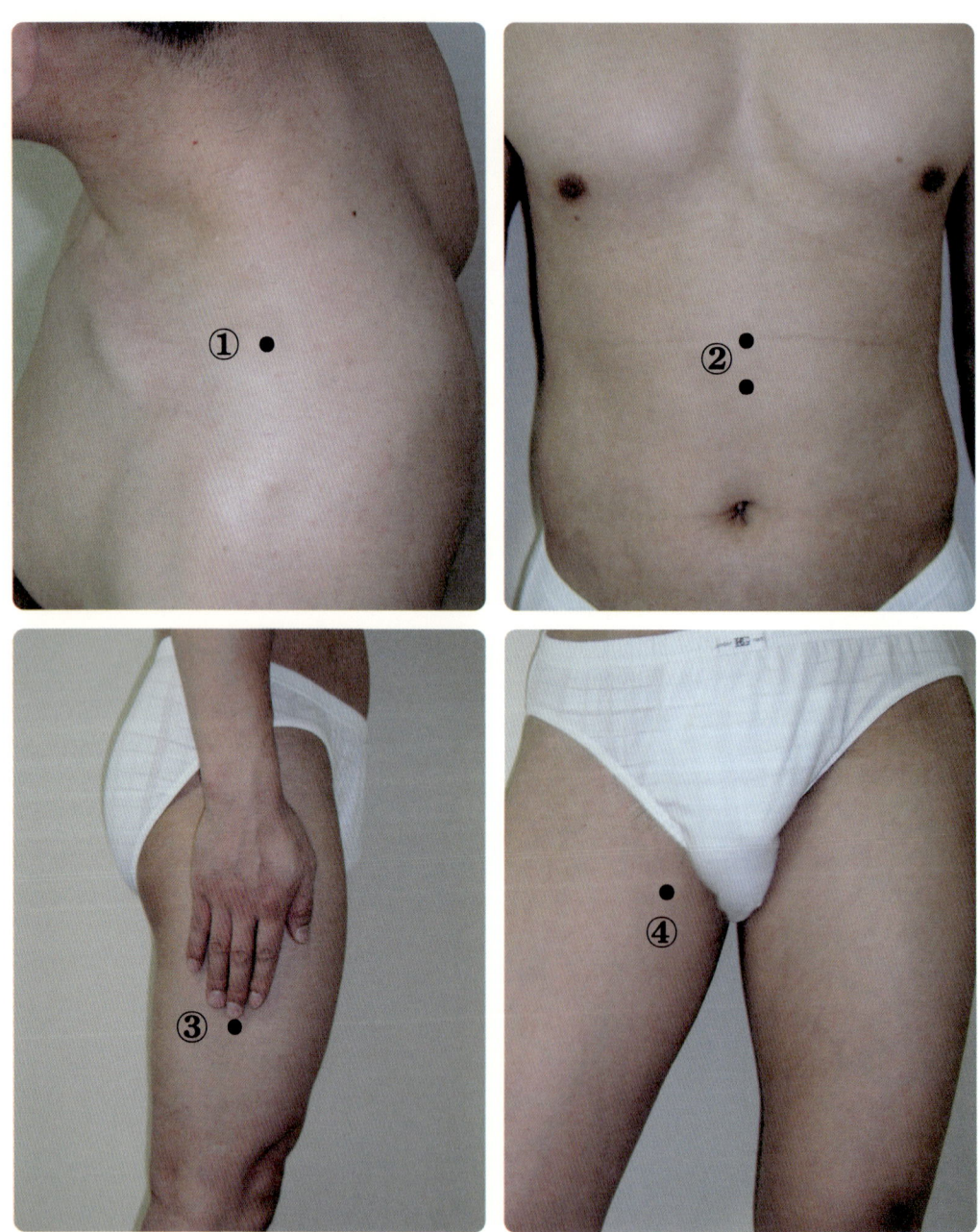

1. 증상

❖ 손발이 차고 허리 아래가 추워서 봄, 가을에도 내복을 입고 양말을 신고 생활을 할 정도로 추위를 느끼는 경우

2. 치료방법

① 견정(양쪽)

② 중완, 하완

③ 풍시

④ 사타구니 아래 굵은 근육위쪽의 함몰부위

3. 시술방법

① 견정은 깊이 자침하지 않는다.

② 중완, 하완 공복에 놓아 주어야 한다.

③ 서혜인대와 대퇴부 사이는 중지 3마디 깊이로 동맥을 피해 자침한다.

- 풍시는 7~8cm 깊이로 자침 풍시는 차렷 자세에서 중지 끝 부분에 자침하고 양쪽을 자침하여 서로 염전 비교하여 잘 돌아가는 곳은 많이 돌려 긁고 튕기며 여러 차례 반복하여 통증이 서로 비슷할 때 까지 시술한다.

4. 참고

산부인과질환

기능성 자궁출혈

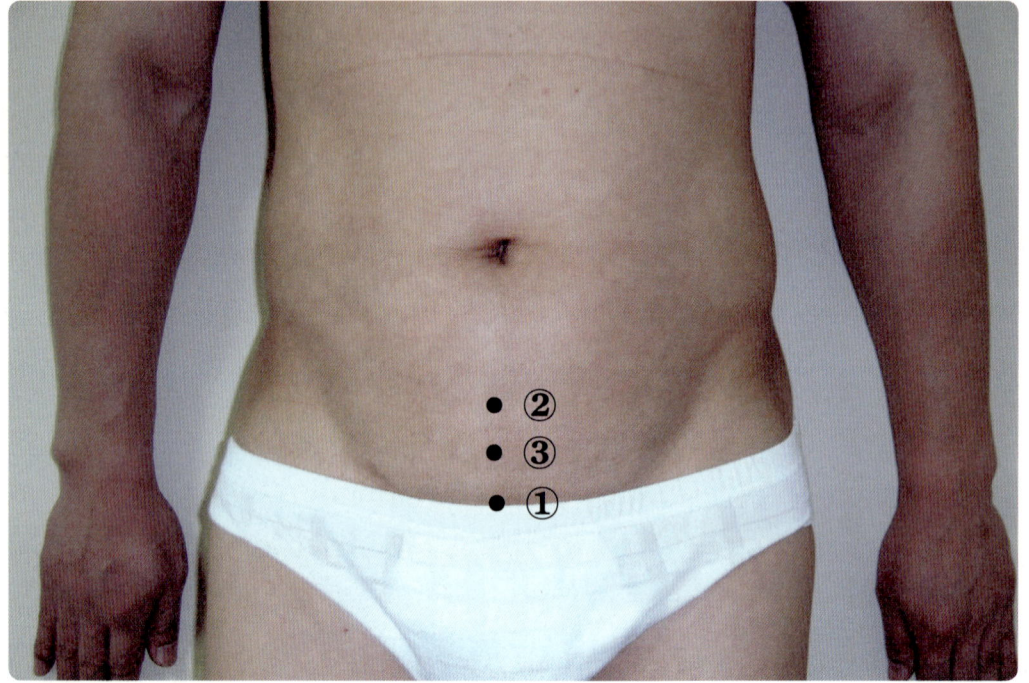

1. 증상

❖ 생리기간도 아닌데 출혈이 조금씩 계속 나오는 경우와 생리기간에 생리가 멈추지 않고 조금씩 계속 지연 되는 경우

2. 치료방법

① 곡골

② 배꼽과 곡골 1/2 지점

③ 곡골과 ❷의 중간

3. 시술방법

- 깊이는 5~6cm

4. 참고

- 생무우즙 2컵을 갈아 먹고 자침하면 효과가 배가 됨

산부인과질환

대하

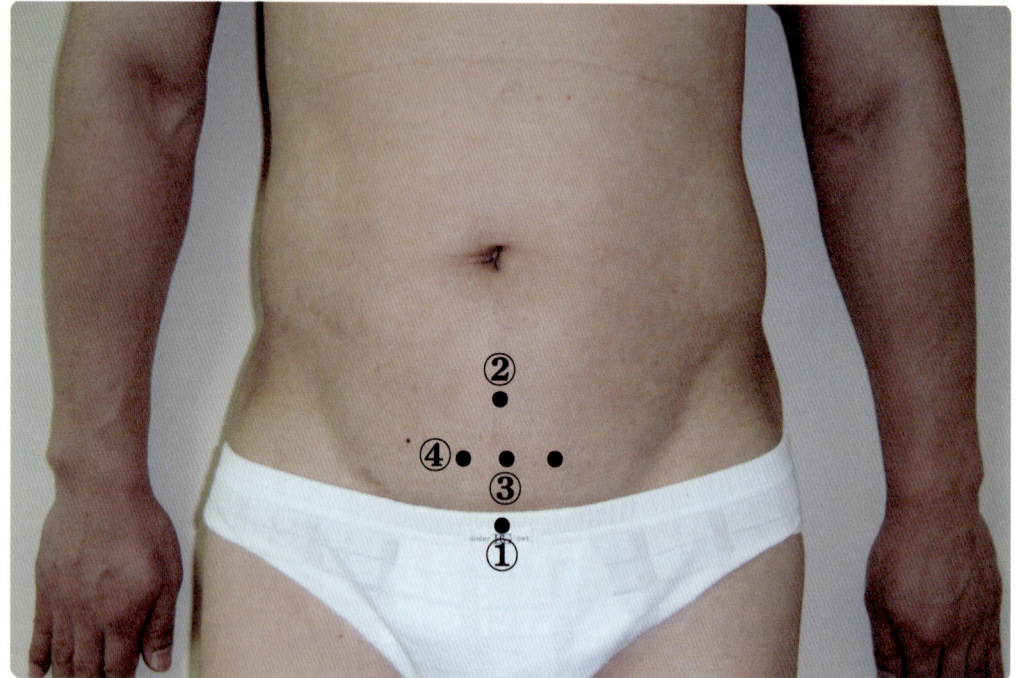

1. 증상

❖ 평소에 분비물이 조금은 있었지만 어느 날부터 생리 량이 많은 경우와 누른 고름 같은 분비물이 많이 나오는 경우

2. 치료방법

① 곡골

② 배꼽과 곡골의 1/2 지점

③ ❶과 ❷의 1/2 지점

④ ❸번에서 좌우 한치

3. 시술방법

- 깊이는 5~6cm

4. 참고

산부인과질환

산후풍

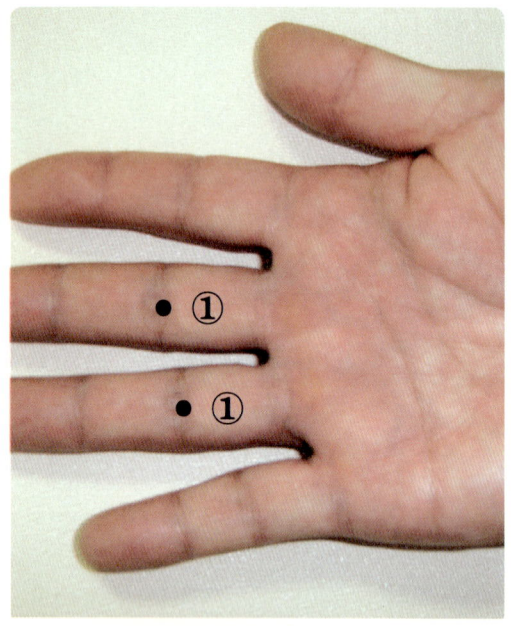
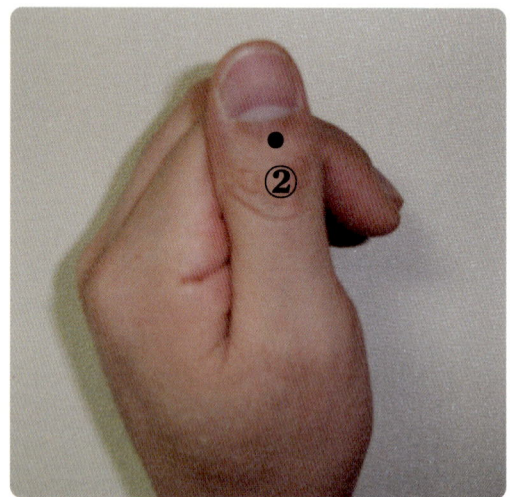
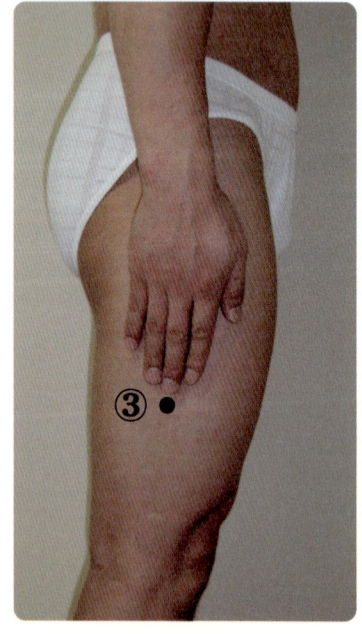
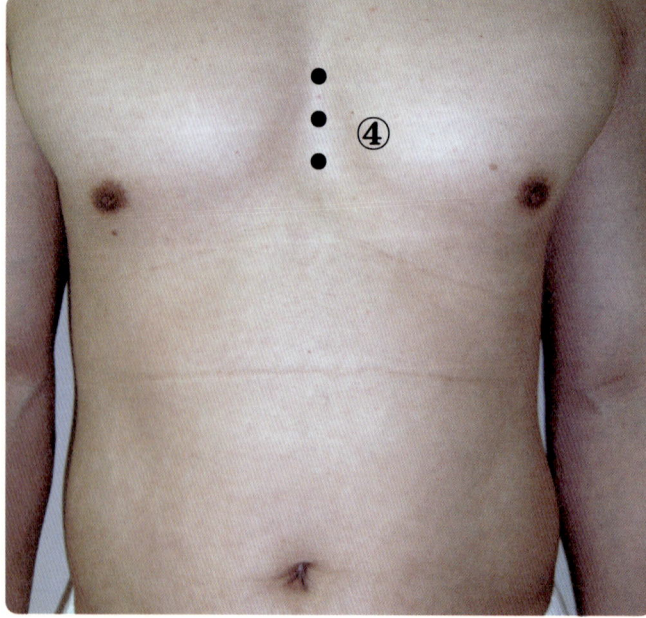

1. 증상

❖ 산후 전신에 기운이 없고 온몸이 쑤시며 뼈마디가 저리고 아프고 불면증이 있고 손과 발끝이 냉하고 얼굴이 화끈거리는 경우

2. 치료방법

① 사봉혈 사혈

② 엄지 중상혈(양쪽)사혈

③ 풍시양쪽

④ 단중에서부터 위로 1㎝ 간격으로 자침한다.

3. 시술방법

① 손가락 사혈시 셋째, 넷째 양손가락 가운데 부분 사봉혈 사혈

- 사봉 혈은 깊이가 중요하므로 3~4mm정도로 사혈하여 하얀 액 또는 맑은액을 충분히 짜낸다.

② 단중에서부터 위로 1㎝ 간격으로 자침시 긁고, 튕기며 여러 번 반복 자극

③ 풍시는 7~8cm 깊이로 자침 풍시는 차렷 자세에서 중지 끝 지점에 자침하고 양쪽을 자침하여 서로 염전 비교하여 잘 돌아가는 곳은 많이 돌려 긁고 튕기며 여러 차례 반복하여 통증이 서로 비슷할 때까지 시술한다.

4. 참고

- 촌맥이 강하고, 머리가 아픈 경우 코침을 2~3회 실시한다.

산부인과질환

불임증

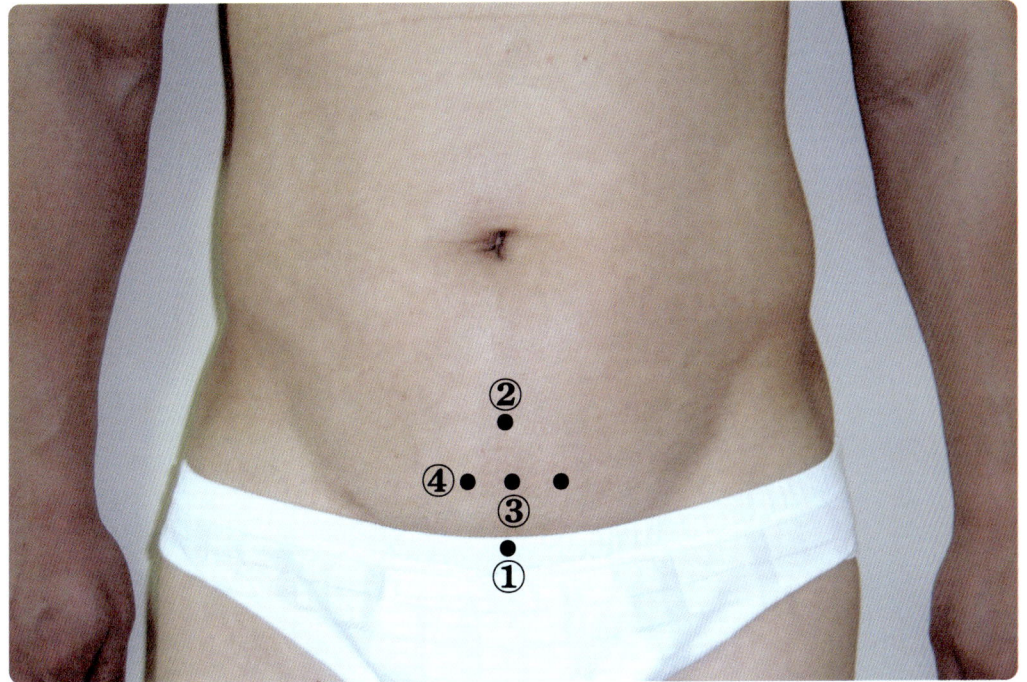

산부인과질환

1. 증상
❖ 남편과 아내가 정상인데도 불구하고 임신이 되지 않는 경우

2. 치료방법
① 곡골

② 배꼽과 곡골의 1/2 지점

③ ❶과 ❷의 1/2 지점

④ ❸에서 좌우 한치

3. 시술방법
① 깊이는 5~6cm

② 여러 번 시술한다.

4. 참고
- 2일에 한번씩 6~7회 실시한다.

산부인과질환

유방통

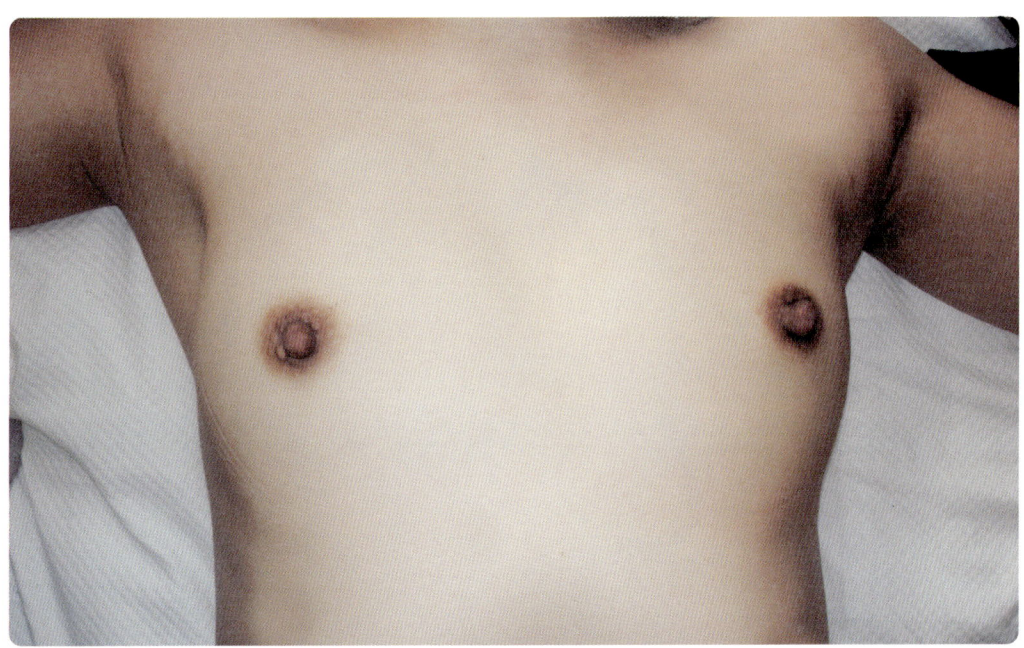

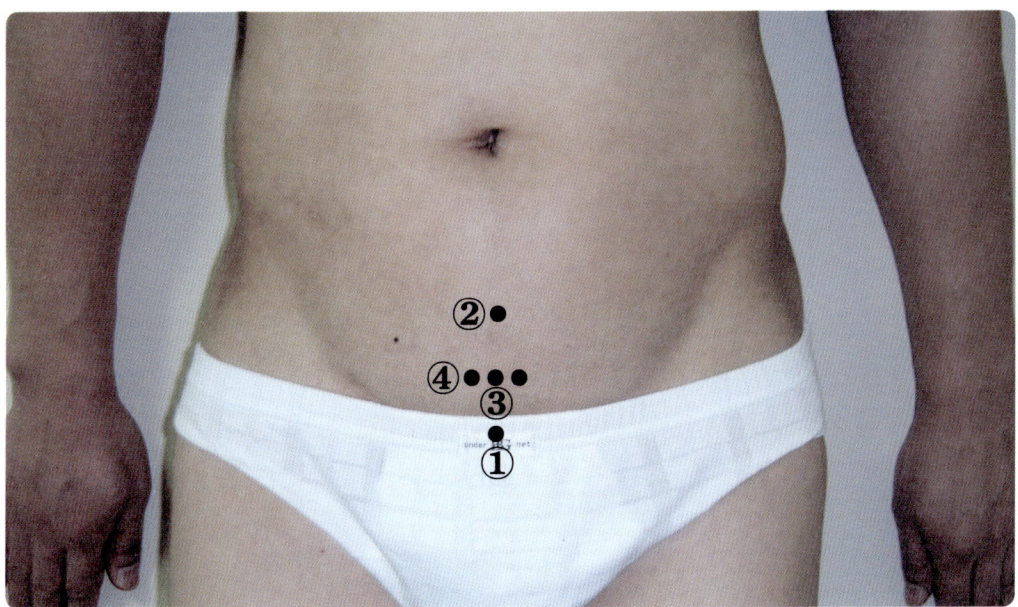

1. 증상

❖ 여자들이 생리 때나 생리기간에 유방이 아픈 경우가 있다. 젖을 만지지도 못하며 닿기만 해도 통증이 심하다 유방을 살살 만져보면 망울이 져 있는 경우이다. 생리가 지나가고 나면 유방통도 사라지는 게 보통 적이다.

2. 치료방법

① 곡골

② 배꼽과 곡골의 1/2지점

③ ❶과 ❷의 중간지점

④ ❸번에서 좌우1치

3. 시술방법

- 생리 시작할 때 맞고 끝날 때 맞고 이렇게 5~6회 반복한다.

4. 참고

- 유방통이 있는 여자들은 대부분이 자궁에 또는 아랫배에 염증을 가지고 있는 사람이다. 자주 아랫배가 무지근하고 손발이 차가운 경우가 있다. 이것을 빨리 치료하지 않고 오랫동안 놓아두면 유방암을 앓을 확률이 매우 높다.

기타 질환

입술건조증 / 184
발바닥 통증 / 186
뒤꿈치 통증 / 188
실어증 / 190
이명 / 192
눈꺼풀 처짐 / 194
뒷골 통증 / 196
장딴지 통증 / 198

기타질환

입술건조증

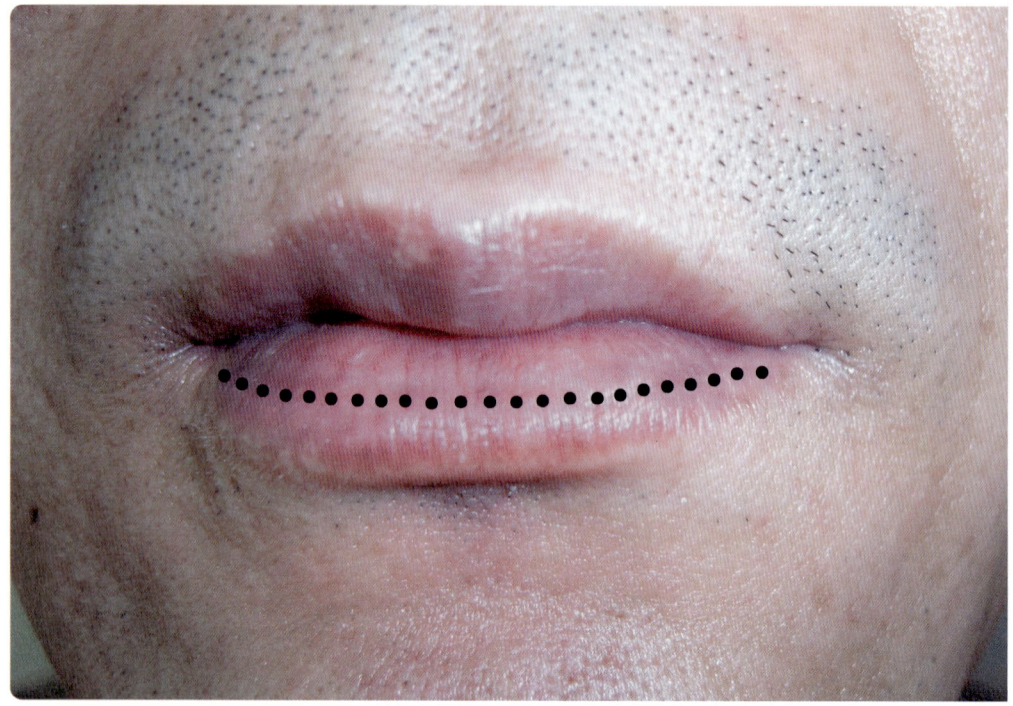

⬆ 정락(사혈침)으로 사혈한다.

1. 증상

❖ 환절기 가을, 겨울에 입술이 트는 경우인데 입술이 마르고 각질이 벗겨지며 심하면 갈라지고 피가 나는 경우가 있다.

2. 치료방법

- 양쪽 입술을 당겨서 정락(사혈침)으로 찔러 피를 뺀다.

3. 시술방법

- 입술이 약간 뒤집어서 양쪽을 당겨서 입술과 속입술의 경계부위를 따라 정락으로 피를 뺀다.

4. 참고

- 2~3회 하고 나면 입술이 반질 반질해 진다.
- 위쪽 입술도 각질이 벗겨질 경우 위와 같이 동일하게 시술한다.

기타질환

발바닥통증

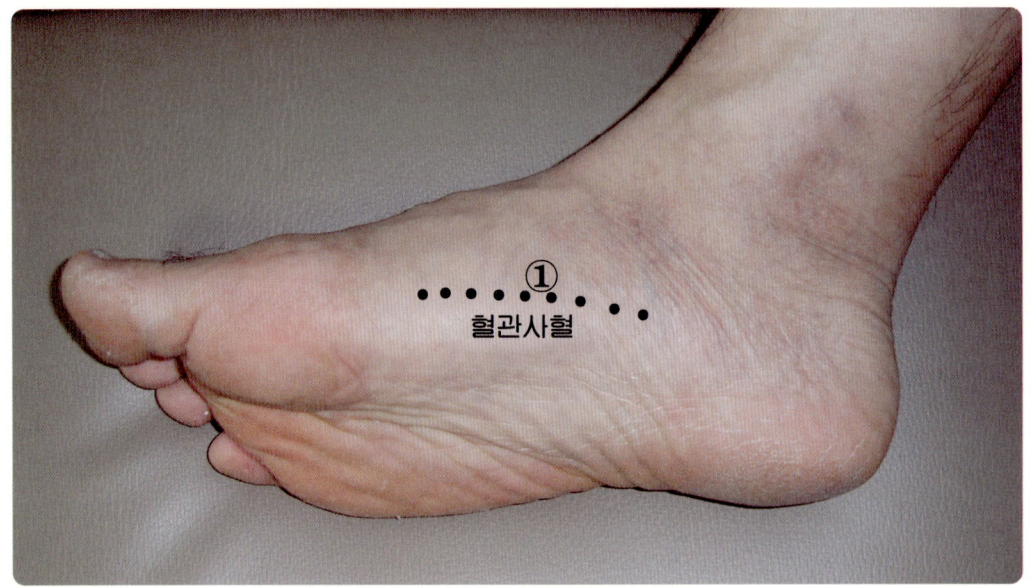

⬆ 검붉은 혈관 부위를 찾아 사혈한다.

1. 증상

❖ 오랫동안 걸음을 걷고 난 후나 타박상을 입은 경우와 이유 없이 발바닥 통증을 호소할 경우이다.

2. 치료방법

- 정락으로 사혈

3. 시술방법

① 발바닥 안쪽 발바닥쪽 허리 능선 부분에 정락으로 자침한다.

② 1~2회 반복 시술한다.

4. 참고

- 보통 한 번의 시술을 통해 거의 완화되지만 심한 사람은 2회 반복하면 완치된다.

기타질환

뒤꿈치 통증

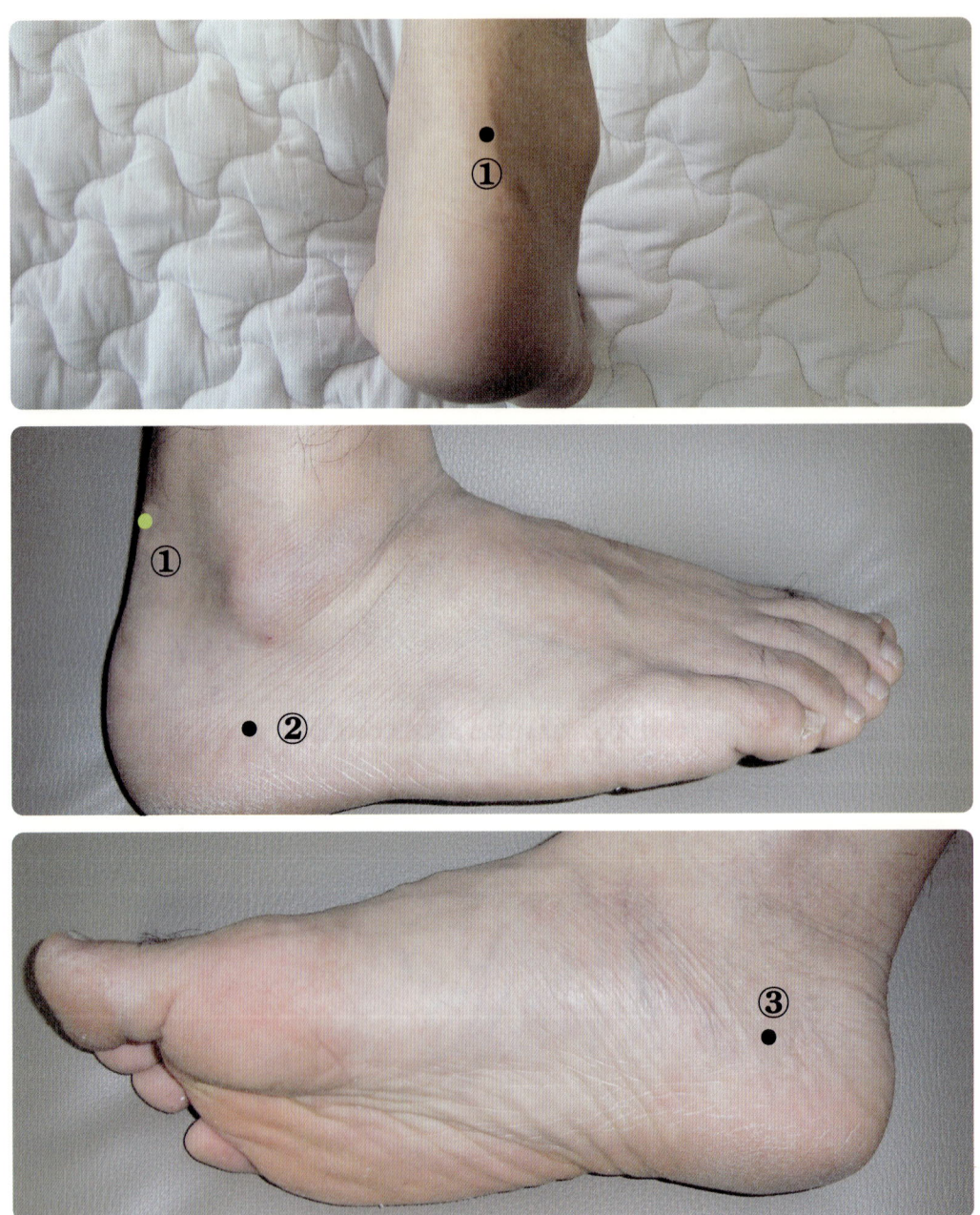

1. 증상

❖ 뒤꿈치가 아파서 걸음을 제대로 걸을 수 없는 증상. 다치거나 혹은 원인 없이 통증을 호소하는 경우이다.

2. 치료방법

① 아킬레스건 자침

② 바깥 복숭아 뼈에서 직선으로 내려와서 발등과 발바닥의 경계부위

③ 안쪽 복숭아 뼈에서 직선으로 내려와서 발등과 발바닥의 경계부위

3. 시술방법

① 깊이는 2~3cm

② 안 쪽, 바깥쪽, 복숭아 뼈 바로 끝부분에 놓는다.

4. 참고

- 2~3회 반복 시술한다.

기타질환

실어증

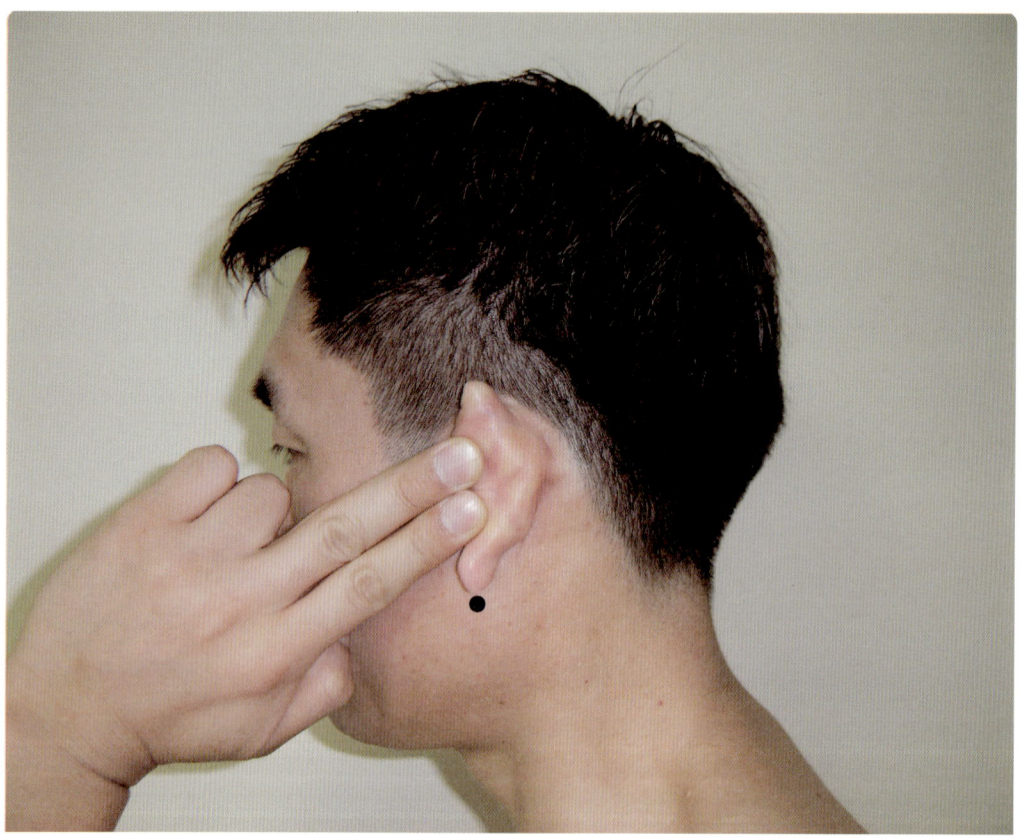

1. 증상

❖ 갑자기 큰 충격을 받았을 경우 정신적인 충격이 클 경우 말을 못하는 경우인데 검사를 해도 이상이 없다고 하는 경우이다.

2. 치료방법

- 양쪽 귀볼 밑 부분 자침

3. 시술방법

① 귀볼 밑 부분 쏙 들어간 부위에 양쪽에 자침하여 긁고 튕기고 자침한 상태에서 말을 시켜본다.

② 깊이는 4~5cm
  - 반드시 누워서 놓아야 한다.

4. 참고

- 양쪽 침 끝이 서로 맞닿아도 상관없다.

기타질환

이명

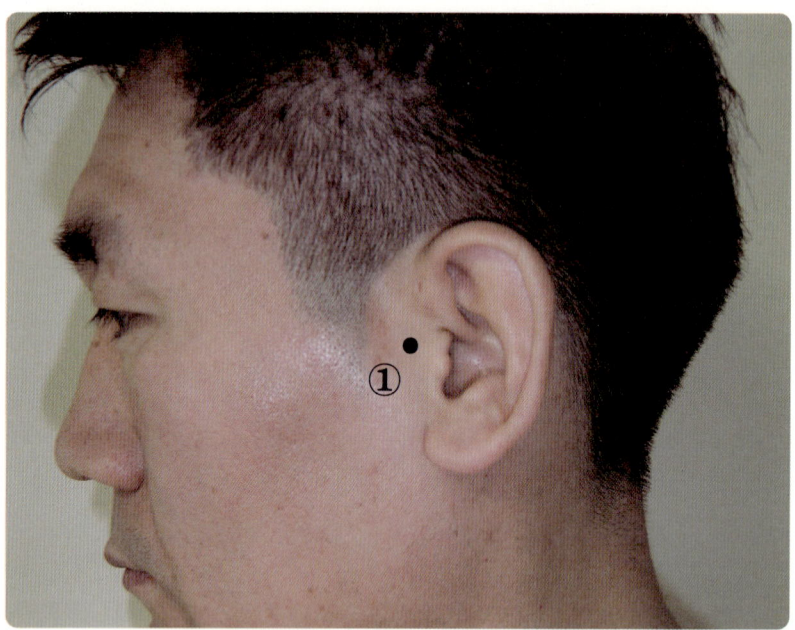

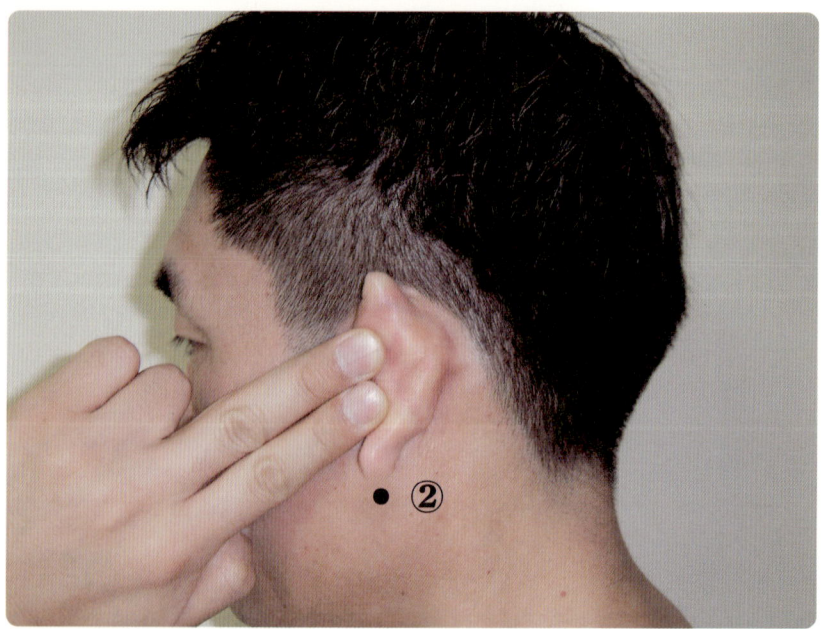

1. 증상

❖ 큰소리에 귀가 충격을 받은 후부터 귀가 전혀 들리지 않는 경우
❖ 정신적 큰 충격, 과도한 스트레스로 인하여 갑자기 귀가 들리지 않는 경우
❖ 병원의 검사 시 이상이 없을 경우이다.

2. 치료방법

① 이문
② 귓볼이 연결된 지점 함몰부위

3. 시술방법

① 가는 침을 사용한다.
② 자침시 반대쪽 눈을 향해 자침한다.
③ 깊이는 3cm정도

4. 참고

- 자세는 똑바로 누운 자세에서 시술하여야 효과를 본다.
- 귀밑 꼬돌꼬돌 한 근육부분을 찾아서 놓는다.
- 큰 충격이나 심한 스트레스에서 생기는 경우가 많다.

기타질환

눈꺼풀 처짐

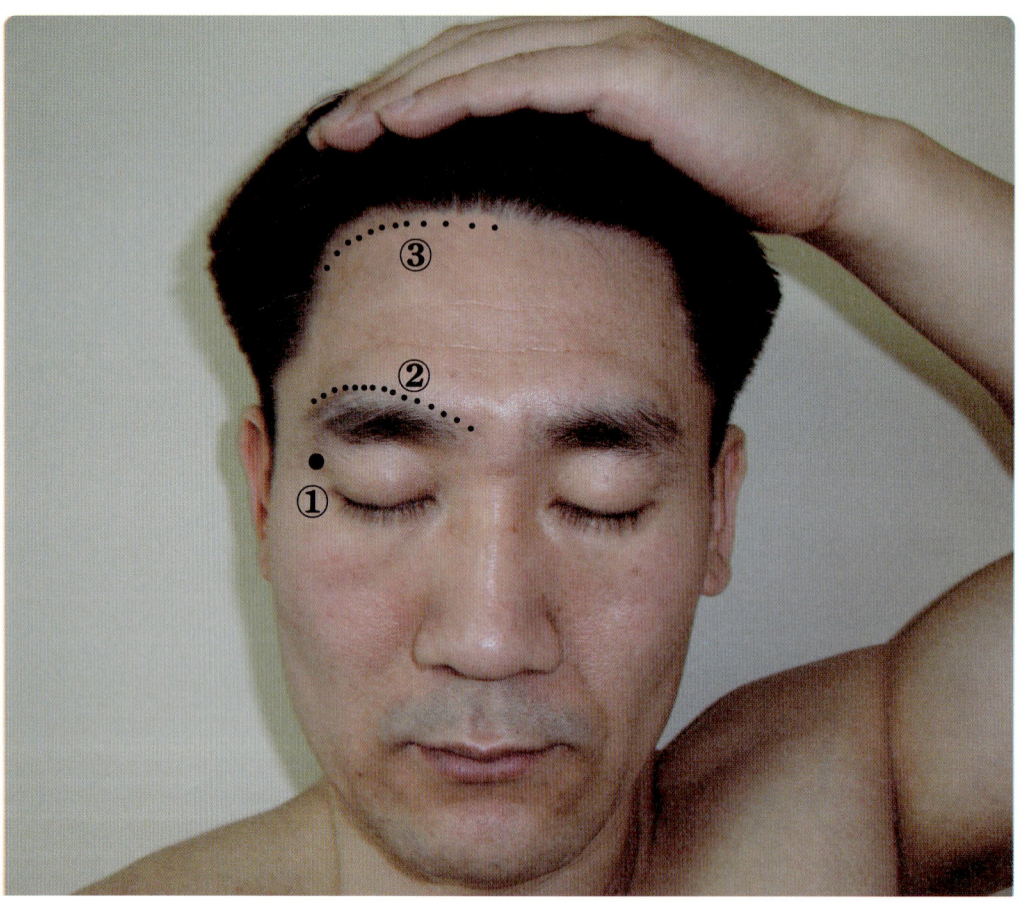

1. 증상

❖ 눈꺼풀이 아래로 처져서 생활하는데 불편함을 느끼는 경우

2. 치료방법

① 사죽공

② 눈썹 위 사혈

③ 전발제 부위 사혈

3. 시술방법

① 사죽공은 자침하고 긁고 튕긴다.

② 눈썹 위와 전발제 부위는 사혈한다.

4. 참고

- 신경쇠약이 주로 원인이 된다.

기타질환

뒷골 통증

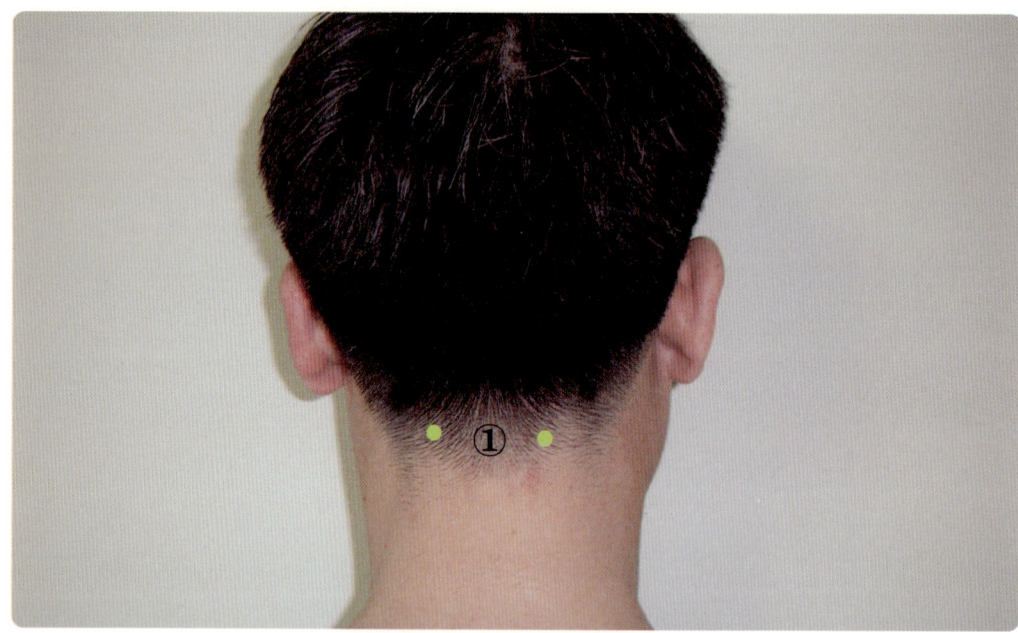

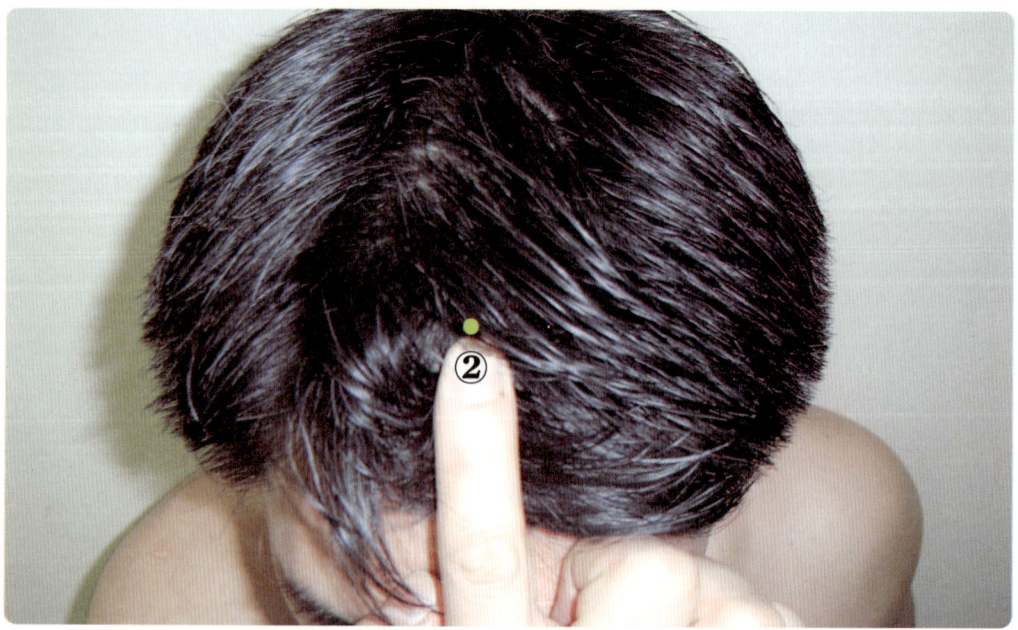

1. 증상

❖ 뒷머리에서 위쪽으로 아프고 압통 점은 유양돌기와 경추사이에서 강하게 나타나는 경우

2. 치료방법

① 풍지

② 백회사혈

3. 시술방법

① 풍지혈은 두개골 바로 밑에 자침한다.

② 여기서 백회는 독맥의 백회가 아니라 전발제에서 환자의 인지 두 마디의 끝지점.

4. 참고

기타질환

장딴지 통증

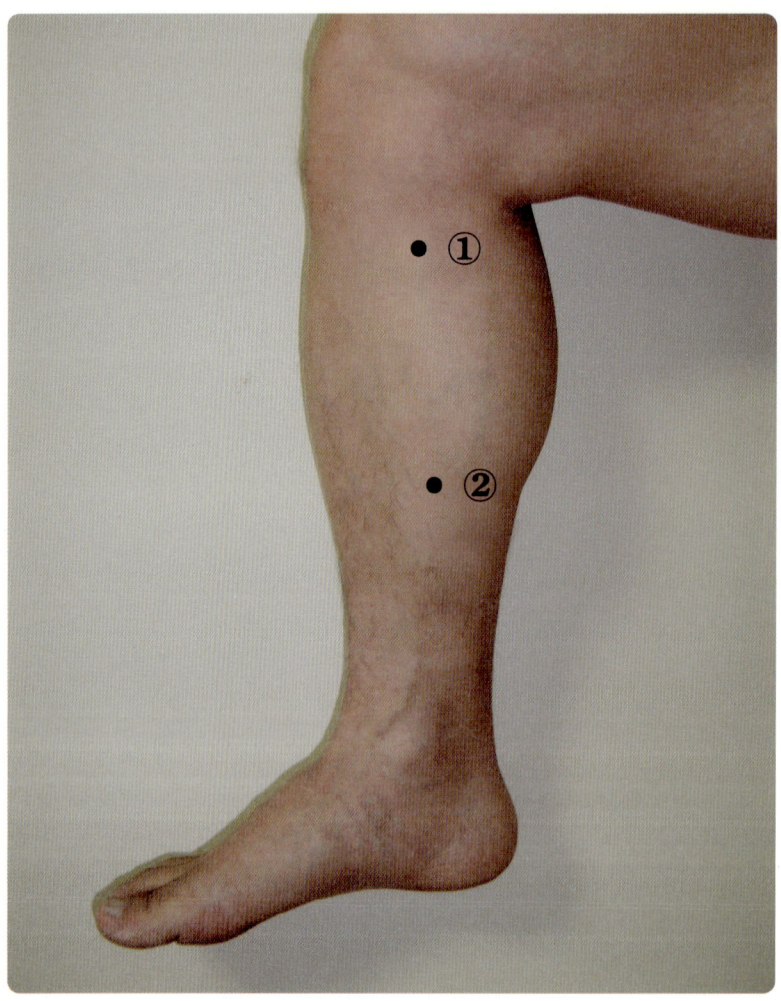

기타질환

1. 증상

❖ 산에 등산을 하고 난 후 쥐가 나거나 운동하다가 장딴지 부분을 다 쳤을 경우에 또는 요통에 의해 장딴지 부분의 심한 통증을 호소할 경우인데 심한 경우 장딴지 부분이 터져 나간다고 호소한다.

2. 치료방법

① 음릉천하 1치

② 음릉천하 1치에서 내과첨과의 1/2지점

3. 시술방법

① 깊이는 4~5cm 정도 찌릿할 때 까지 자침한다.

② 2~4회 반복한다.

4. 참고

- 자침 했을 경우 장딴지가 터져 나가는 것 같지만 자침후 좀 걸어 다니면 괜찮아진다.
- 하루 지나면 완전히 괜찮다.

격려의 글

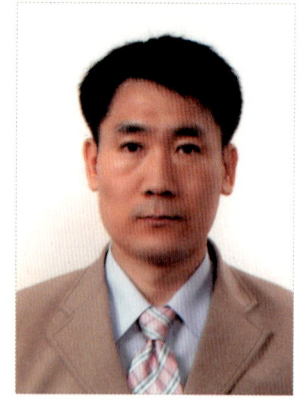

책이 발간된다고 하니 무엇보다도 기쁘고 가슴이 뭉클합니다.

직업상 아픈사람을 늘 가까이 보면서 내가 도움을 줄수는 없을까? 항상 가슴 한 구석이 허전함을 느끼고 있던차에 아들의 식체로 인해서 처음으로 침에 관심을 가지고 책을 보고, 또 직접 찾아 다니고 나름대로 호기심을 충족시키고자 노력하던 중 우연한 기회에 선생님과 인연이 되어서 고령으로 향하는 배움의 시간이 항상 설레이고 즐거웠습니다.

선생님의 침법은 이론이나 전통적인 경혈을 중요시 하기 보다는 오랜세월 경험과 수양으로 터득한 침술법이기 때문에 조금 생소한 감이 있습니다. 취혈점을 찾는데 전통혈 자리도 있고 그렇지 않는 자리는 전통혈 자리에 가장 가깝게 접근 시키고자 노력하였습니다. 침 자리가 점이 아닌 선의 개념으로 이해하시고 접근하시면 어떨까 생각해 봅니다.

한침 특성상 강자극이기 때문에 통증이 따를수 있지만 잘 이용하여 시술하시면 좋은 성과를 거두리라 생각합니다.

무면허라는 서러움에서 벗어나지 못하는 안타까운 현실에서 이 한권의 책이 선생님에게 작은 위안이 되었으면 합니다. 그리고 이 책이 환자를 치료하는 분이나 침을 접하고 있는 모든 분들께 조금이나마 도움이 되었으면 좋겠습니다.

감사합니다.

추 교 영
대구광역시 수성구 파동 153 대자연1차 6동 112호
Tel_(053)214-3342

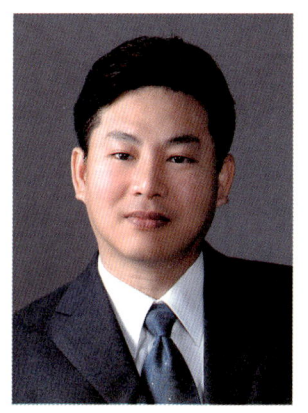

사람들의 만남이란 정말 알 수 없는 것 같습니다!

누군가가 그랬지 않는가? '꿈은 이루어진다' 고 항상 꿈을 가지고 버리지 않으면 그 간절한 바람은 이루어진다는 말이 사실인 것 같습니다.

환자를 보면서 항상 궁금하고 나의 부족함을 느끼면서 늘 책을 보며 연구하곤 하였습니다. 그러던 중 세미나에서 선생님을 만나 제자가 되었으면 하는 바람을 가지고 있었습니다. 마침내 그 꿈이 이루어져 인연은 이렇게 시작되었습니다.

선생님의 의술을 묵혀 두기에는 너무나 안타까워서 미약하나마 함께 선생님의 의술을 세상 밖으로 끄집어내어 알리고자 하였습니다. 그렇게 해서 2년이란 세월동안 조금씩 준비하여 마침내 책을 출판하게 되었습니다. 책을 만들고 나니 나의 부족한점이 많이 비춰집니다.

선생님의 의술을 다 전하여야 하지만, 모두다 전할 수 없는 내 자신이 많이 부끄럽습니다. 부족하나마 많이 양해해주시고 이 책을 통하여 여러 사람들이 도움을 받는 계기가 되었으면 하는 바람과 이 의술이 점점더 계승 발전되는 계기가 되도록 다 함께 노력하였으면 하는 바램입니다. 부족한점은 다음에 민간요법과 함께 더 보충하겠습니다.

그동안 이끌어주신 선생님께 감사드립니다.

감사합니다.

정 효 빈
경상남도 거창군 거창읍 상림리 772번지
대경넥스빌 126동 1401호
Tel_(055)943-2757

저자소개

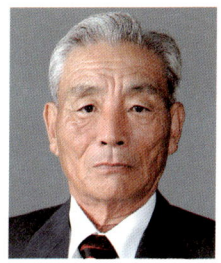

노현배 선생님 약력

- 1937년 4월 1일생
- 충북 제천시 수산면
- 15세부터 증조부님에게 배움
- 동양자연의학연구소 강의
- 향토명의란 책에서 발굴된 전통한침명의

노현배 전통한침

초판 1쇄 인쇄 _ 2006년 10월 25일
초판 1쇄 발행 _ 2006년 10월 31일
발행인 _ 노현배
발행처 _ 전통한침연구회
편집기획 _ 추교영, 정효빈
펴낸곳 _ 도서출판 퍼지컴미디어 (출판등록 제 345-2006-00010호)
주소 _ 706-836 대구광역시 북구 산격4동 1382-69번지
전화 _ TEL. 053_956-7548   FAX. 053_956-7544

ISBN 89-951414-1-7

값 40,000원

※잘못된 책은 바꿔드립니다.